ATがわかれば
運動処方ができる

世界一わかりやすい
心肺運動
負荷試験

編集　**木田圭亮**　聖マリアンナ医科大学 薬理学准教授

MEDICAL VIEW

本書では，厳密な指示・副作用・投薬スケジュール等について
記載されていますが，これらは変更される可能性があります。
本書で言及されている薬品については，製品に添付されている
製造者による情報を十分にご参照ください。

The Ultimate Guide to Cardiopulmonary Exercise Testing:
The World's Easiest Explanation

(ISBN 978-4-7583-2216-4 C3047)

Editor : KIDA Keisuke

2024. 10. 10 1st ed

©MEDICAL VIEW, 2024
Printed and Bound in Japan

Medical View Co., Ltd.
2-30 Ichigayahonmuracho, Shinjyuku-ku, Tokyo, 162-0845, Japan
E-mail ed@medicalview.co.jp

序文

　心臓リハビリテーションについて，もっと若手の循環器内科医師に興味を持ってもらいたい，そして次世代の人材を育成しないと本当に日本の心臓リハビリテーションが危ない。そういう危機感から2023年に次世代心リハアカデミーを以下の理念に基づいて全国の中堅医師を中心に設立しました。

Vision
　心リハで，患者，医療者，社会を幸せに

Mission
　心リハを届け，未来をつくる

Value
　心リハの次世代を担う人材育成・新しい心リハの創造
　全世代への心リハの啓発・どこでも心リハができる環境整備
　心リハの教育の場・心リハのエビデンス構築

　次世代心リハアカデミーに興味のある方は，こちらをご覧ください。
　https://x.com/NextCRAcademy

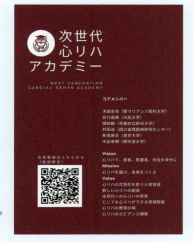

　循環器内科の入り口であり，初学者の最初の壁になっているのが心電図。いくら心エコー図検査，冠動脈CT，心臓MRIなど画像診断が進歩しても，最後まで循環器の基本は心電図であることは揺るがないだろうと思います。避けて通ることができない，言わば登竜門になります。

　心臓リハビリテーションに入ってこられない最初の障壁は何だろうか。そう考えたとき，その一つが心肺運動負荷試験ではないか。もっとわかりやすい，痒いところに手が届く入門書はないか。そんな書籍があれば，心臓リハビリテーションの壁が突破できるのではないか。ないなら作ろう。どうせ作るなら日本一，いや世界一わかりやすい心肺運動負荷試験の書籍を届けたい，そのくらいのつもり，気持ちで書こう。

　その想いが，書籍のタイトル「世界一わかりやすい心肺運動負荷試験」になりました。なので，正式なタイトルは「世界一わかりやすく書いたつもりの心肺運動負荷試験入門書」かもしれません。

　今回は，次世代心リハアカデミーのコアメンバーを中心に執筆しました。ぜひ多くの若手の循環器内科医師に心肺運動負荷試験の面白さ，凄さを伝えたいです。こんなこともわかるのか，こういう使い方ができるのか，心臓リハビリテーション面白いなと感じてもらえたら嬉しい限りです。

　一緒にやろうぜ！　心肺運動負荷試験
　すごいぜ！　心肺運動負荷試験

2024年8月
木田圭亮

執筆者一覧

■編集

木田圭亮　聖マリアンナ医科大学 薬理学 准教授，同大学病院 循環器内科・リハビリテーション科 顧問医

■執筆（掲載順）

村田　誠　国立循環器病研究センター 循環器病リハビリテーション部 心血管リハビリテーション科 医長

新保麻衣　東京大学医学部附属病院 循環器内科 / コンピュータ画像診断学・予防医学講座 特任助教

加藤大志　大阪大学大学院 医学系研究科 循環器内科学

谷口達典　大阪大学大学院 医学系研究科 循環器内科学，同大学 国際医工情報センター 特任研究員，株式会社リモハブ 代表取締役

関　知嗣　京都きづ川病院 循環器内科

上田正徳　群馬県立心臓血管センター 技術部 生体検査課

小保方　優　群馬大学医学部附属病院 循環器内科

木田圭亮　聖マリアンナ医科大学 薬理学 准教授，同大学病院 循環器内科・リハビリテーション科 顧問医

小野慎太郎　株式会社リモハブ

中出泰輔　順天堂大学大学院 循環器内科学講座

Contents

略語一覧 ix

I 運動負荷試験の実施方法

A. 7W でおさえておきたい運動負荷の基礎知識

1 Why？ なぜ心肺運動負荷試験を行うのか？ 村田　誠 2

1 運動処方 2
2 病態評価 5
3 重症度判定 7
4 併存疾患の評価と労作時息切れの精査 9
5 まとめ 10

2 Who？ 誰が運動負荷試験をするのか？

―各職種の役割について― 新保麻衣 11

1 職種それぞれの役割 11
2 まとめ 13

3 When？ いつ運動負荷試験をするのか？

―どのようなときにするのか，試験前後にすべきこと― 新保麻衣 14

1 どのようなときに運動負荷試験をするのか？ 14
2 運動負荷試験前にすべきこと 16
3 運動負荷後にすべきこと 17

4 What？ 運動負荷試験とは何か？

意外に重要なことは何か？ 加藤大志，谷口達典 22

1 運動負荷試験とは何か？ 22
2 到達するべき負荷目標を理解する 23
3 それぞれの目的にあった目標値を理解する 24
4 目標までどのように負荷をかけるのか 26
5 呼気ガス分析とは何なのか，何が得られるのか 26
6 CPX は具体的にどのような検査なのか 30
7 リスク管理 31

v

5 》 Where? 運動負荷試験はどこでやるのか? 加藤大志,谷口達典 …… 33

1 実施可能な施設 …… 33
2 実施体制 …… 33
3 検査室の室内環境管理 …… 33
4 室内設備 …… 34
5 運動負荷に必要な医療機器 …… 36
6 医療機器以外の設備 …… 38

6 》 Whom? どのような患者に運動負荷試験を行うのか? やってはいけないのか? ─運動負荷試験の適応と禁忌─ 関 知嗣 …… 41

1 どのような患者に運動負荷試験を行うのか? …… 41
2 どのような患者に運動負荷試験をやってはいけないのか? …… 43

7 》 Which? どの運動負荷試験を行うのか? 関 知嗣 …… 45

1 負荷方法による分類 …… 45
2 画像検査を用いた運動負荷試験(負荷イメージング) …… 47
3 呼気ガス分析を用いた運動負荷試験 …… 47

B. How to セッション

1 》 やってみよう心肺運動負荷試験 上田正徳,村田 誠 …… 49

1 どうする? CPXの精度管理 …… 49
2 どうする? 検査前の準備 …… 65
3 どうする? CPXの検査中 …… 76
4 どうする? CPX終了後 …… 79

2 》 運動負荷心エコー 小保方 優 …… 81

1 患者説明 …… 81
2 実施日までの準備 …… 81
3 開始前の準備 …… 81
4 患者入室～機器のセットアップ …… 82
5 安静時測定～ウォームアップ …… 83
6 試験開始,モニタリング …… 84
7 終了の判断 …… 85
8 クールダウン,終了後の患者ケア …… 86
9 結果説明 …… 86

Ⅱ 心肺運動負荷試験の結果の活用

A. 各種パラメータの見方・評価法

1 ▶ 9パネルとは？ 木田圭亮 90
   1 9パネルの構成 90

2 ▶ パネル1：$\dot{V}E$ 中出泰輔 92
   1 $\dot{V}E$とは？ なぜ$\dot{V}E$をみるのか？ 92
   2 グラフはここだけ見ればいい 92

3 ▶ パネル2：$\dot{V}O_2/HR$（O_2 pulse） 中出泰輔 93
   1 $\dot{V}O_2/HR$とは？ なぜ$\dot{V}O_2/HR$をみるのか？ 93
   2 グラフはここだけ見ればいい 93

4 ▶ パネル3：$\dot{V}O_2$，$\dot{V}CO_2$ 谷口達典，小野慎太郎 94
   1 $\dot{V}O_2$，$\dot{V}CO_2$とは？ なぜ$\dot{V}O_2$，$\dot{V}CO_2$をみるのか？ 94
   2 グラフはここだけ見ればいい 96
   3 実際の心臓リハビリテーションにおいてどのように使うか 98

5 ▶ パネル4：$\dot{V}E$ vs. $\dot{V}CO_2$ slope 中出泰輔 101
   1 $\dot{V}E$ vs. $\dot{V}CO_2$ slopeとは？ なぜ$\dot{V}E$ vs. $\dot{V}CO_2$ slopeをみるのか？ 101
   2 グラフはここだけ見ればいい 101

6 ▶ パネル5：V-slope 中出泰輔 102
   1 V-slopeとは？ なぜV-slopeをみるのか？ 102
   2 グラフはここだけ見ればいい 103

7 ▶ パネル6：$\dot{V}E/\dot{V}CO_2$，$\dot{V}E/\dot{V}O_2$のトレンドグラフ 関 知嗣 104
   1 $\dot{V}E/\dot{V}CO_2$，$\dot{V}E/\dot{V}O_2$とは？ なぜ$\dot{V}E/\dot{V}CO_2$，$\dot{V}E/\dot{V}O_2$をみるのか？ 104
   2 グラフはここだけ見ればいい 104

8 ▶ パネル7：$TV/\dot{V}E$ 村田 誠 105
   1 $TV/\dot{V}E$とは？ なぜ$TV/\dot{V}E$をみるのか？ 105
   2 グラフはここだけ見ればいい 106

Contents

9 ▷ パネル 8：ガス交換比（R） 中出泰輔 ·········· 107
  1 ガス交換比（R）とは？　なぜRをみるのか？ ·········· 107
  2 グラフはここだけ見ればいい ·········· 107

10 ▷ パネル 9：$ETCO_2$，ETO_2 のトレンドグラフ 村田　誠 ·········· 109
  1 $ETCO_2$，ETO_2とは？　なぜ$ETCO_2$，ETO_2をみるのか？ ·········· 109
  2 グラフはここだけ見ればいい ·········· 109

11 ▷ 各パラメータを臨床にどう活かすか？ 村田　誠 ·········· 112
  1 CPXの結果の評価方法 ·········· 112
  2 まとめ ·········· 114

B. 運動処方

1 ▷ トレーニングの原則 木田圭亮 ·········· 115
  1 リスクの層別化 ·········· 115
  2 運動療法の保険適用疾患 ·········· 118
  3 積極的な運動療法が禁忌となる疾患・病態 ·········· 119
  4 運動中止基準 ·········· 120
  5 まとめ ·········· 120

2 ▷ 運動強度，時間，頻度 木田圭亮 ·········· 121
  1 有酸素運動 ·········· 121
  2 レジスタンストレーニング ·········· 127
  3 まとめ ·········· 128

3 ▷ 運動の種類と注意点 木田圭亮 ·········· 129
  1 ウォームアップ ·········· 130
  2 有酸素運動 ·········· 130
  3 高強度インターバルトレーニング ·········· 130
  4 レジスタンストレーニング ·········· 131
  5 心不全のプログラムについて ·········· 133
  6 クールダウン ·········· 136
  7 まとめ ·········· 136

索引 ·········· 137

本書掲載の略語一覧

	略語	フルスペル	日本語
A	ABI	ankle-brachial index	足関節上腕血圧比
	ACLS	advanced cardiovascular life support	二次心肺蘇生法
	ADL	activities of daily living	日常生活動作
	AHA	American Heart Association	アメリカ心臓協会
	AT	anaerobic threshold	嫌気性代謝閾値
	ATP	adenosine triphosphate	アデノシン三リン酸
	ATPS	atmospheric temperature and pressure, saturated	―
B	BLS	basic life support	一次救命処置
	BNP	brain natriuretic peptide	脳性ナトリウム利尿ペプチド
	BR	breathing reserve	呼吸予備能
C	CABG	coronary artery bypass grafting	冠動脈バイパス術
	CI	cardiac index	心係数
	CI	chronotropic incompetence	変時性応答不全
	CO	cardiac output	心拍出量
	COPD	chronic obstructive pulmonary disease	慢性閉塞性肺疾患
	CPR	cardiopulmonary resuscitation	心肺蘇生法
	CPX	cardiopulmonary exercise test	心肺運動負荷試験
	CRT	cardiac resynchronization therapy	心臓再同期療法
D	D.P.	double product	ダブルプロダクト
	DSP	digital signal processor	―
E	EF	ejection fraction	駆出率
	FEV_1	forced expiratory volume in 1 second	1秒量
F	FVC	forced vital capacity	努力肺活量
H	HF	heart failure	心不全
	HFpEF	heart failure with preserved ejection fraction	収縮能の保持された心不全
	HFrEF	heart failure with reduced ejection fraction	収縮能が低下した心不全
	HIIT	high-intensity interval training	高強度インターバルトレーニング
	HR	heart rate	心拍数
	HRR	heart rate reserve	心拍数予備能
I	IC	inspiratory capacity	最大吸気量
L	LVEF	left ventricular ejection fraction	左室収縮能
M	METs	metabolic equivalents	代謝当量
	MVV	maximum voluntary ventilation	最大努力換気量

	略語	フルスペル	日本語
N	NSVT	non-sustained ventricular tachycardia	非持続性心室頻拍
	NYHA	New York Heart Association	New York心臓協会
O	OT	occupational therapist	作業療法士
P	PAF	paroxysmal atrial fibrillation	発作性心房細動
	PCI	percutaneous coronary intervention	経皮的冠動脈形成術
	PETCO$_2$	partial pressure of end-tidal carbon dioxide	呼気終末二酸化炭素分圧
	PETO$_2$	partial pressure of end-tidal oxygen	呼気終末酸素分圧
	PISA	proximal isovelocity surface area	—
	PPH	primary pulmonary hypertension	原発性肺高血圧症
	PSVT	paroxysmal supraventricular tachycardia	発作性上室頻拍
	PT	physical therapist	理学療法士
	PTSMA	percutaneous transluminal septal myocardial ablation	経皮的中隔心筋焼灼術
	PVC	premature ventricular contraction	心室期外収縮
R	RCP	respiratory compensation point	呼吸代償開始点
	RCT	randomized controlled trial	無作為化比較試験
	RER（R）	respiratory exchange ratio	ガス交換比
	RI	radio isotope	ラジオアイソトープ
	RPE	rating of perceived exertion	自覚的運動強度
	RR	respiratory rate	呼吸回数
S	SBP	systolic blood pressure	収縮期血圧
	SV	stroke volume	一回心拍出量
T	TAVI	transcatheter aortic valve implantation	経カテーテル大動脈弁留置術
	THR	target heart rate	目標心拍数
	TV	tidal volume	一回換気量
V	V̇E	minute ventilation	分時換気量
	VAD	ventricular assist device	補助人工心臓
	VC	vital capacity	肺活量
W	WPW症候群	Wolff-Parkinson-White症候群	—
数字	1RM	1 repetition maximum	1回最大挙上重量

I

運動負荷試験の
実施方法

I 運動負荷試験の実施方法

A. 7W でおさえておきたい運動負荷の基礎知識

Why？　なぜ心肺運動負荷試験を行うのか？

村田　誠

> **ここがポイント**
> 1. 心肺運動負荷試験(CPX)は，「運動強度の決定」「病態評価」「重症度判定」「併存疾患の評価」「労作時息切れの精査」のために行う。
> 2. CPXで嫌気性代謝閾値(AT)がわかれば運動強度を設定できる。
> 3. 心疾患患者に肺疾患が併存している場合，その評価ができる。また労作時息切れの原因が心臓にあるのか肺にあるのかを精査できる。

　心肺運動負荷試験(cardiopulmonary exercise test；CPX)は，運動中に呼気ガス分析を行うことで，運動中の血行動態を推測していく検査です。CPXの目的を**表1**に示します。CPXを行うことで，患者の運動処方，病態評価，重症度判定，併存疾患の評価，労作時息切れの精査を行うことができます。それぞれについて解説していきます。

表1　CPXの目的
- 運動処方(運動強度の決定)
- 病態評価
- 重症度判定
- 併存疾患の評価
- 労作時息切れの精査

運動処方

　運動処方を行うためには，まず「FITT」を設定する必要があります。FITTとは，Frequency：運動頻度，Intensity：運動強度，Time：一回運動時間，Type：運動種目の頭文字からなる言葉です。CPXを行うことで，FITTのうちの「I」を決めることができるため，CPXは運動処方にとって必要な検査です(**表2**)。

表2　運動処方の原則：FITT
- Frequency：運動頻度
- Intensity：運動強度
- Time：一回運動時間
- Type：運動種目

どのようにしてCPXを運動処方に活かすか？

　まずはCPXを行います。その際，嫌気性代謝閾値(anaerobic threshold；AT)を決めます。==ATとは，ごくごく簡単に言うと，漸増負荷(Ramp負荷，次ページ「お役立ち豆知識」参照)において，これ以上重くすると「有酸素運動に無酸素運動が加わる」というレベルの運度強度です==(**図1**)。**図2**では，運動中の酸素摂取量($\dot{V}O_2$)と二酸化炭素排出量($\dot{V}CO_2$)が同量であったものが，負荷が上がることで$\dot{V}O_2$に比べて$\dot{V}CO_2$がより増大し，変曲点ができています。$\dot{V}O_2$に比べて$\dot{V}CO_2$のほうが増大する理由ですが，通常，有酸素運動レベルの運動強度の場合は$\dot{V}O_2$と$\dot{V}CO_2$は一緒で，アデノシン三リン酸(adenosine triphosphate；ATP)を多数産生し，これが筋肉を動かすエネルギーとして使われます。しかし，このエネルギー産生の効率がよい有酸素運動だけではエネルギー産生が追いつかない場合，今度は有酸素運動に加え，嫌気性代謝(無酸素運動)が追加されます。嫌気性代謝の場合，新たに体内で乳酸が産生されますが，乳酸のままだと体内が酸性化

A-1 | Why ? なぜ心肺運動負荷試験を行うのか？

図1 有酸素運動と嫌気性代謝（無酸素運動）：Ramp負荷プロトコルによるCPX中のエネルギー代謝の変化

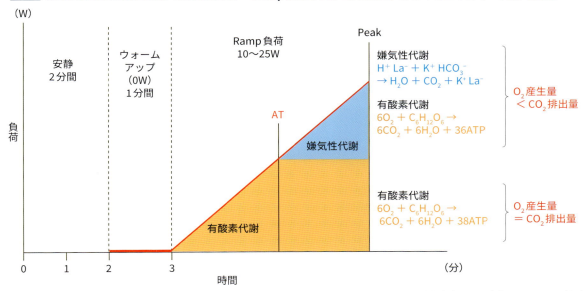

H^+：水素イオン，La^-：乳酸，K^+：カリウムイオン，HCO_3^-：重炭酸イオン，H_2O：水，CO_2：二酸化炭素，O_2：酸素，$C_6H_{12}O_6$：ブドウ糖，ATP：アデノシン三リン酸

図2 $\dot{V}O_2$と$\dot{V}CO_2$の変化

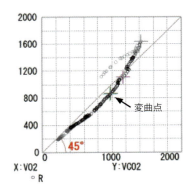

> 💡 **お役立ち豆知識**
>
> **Ramp負荷**
> "Ramp"には「傾斜」や「坂道」という意味があり，経時的に負荷を少しずつ上げていくプロトコルです。
>
> **Vに「・」を付ける理由**
> $\dot{V}O_2$など，Vの上に「・」（ドットと読みます）を付けることで，「単位時間あたりの」という意味を示します。$\dot{V}O_2$であれば，「単位時間あたりの酸素摂取量」となります。具体的には，1分間にどれだけ酸素を摂取しているかという意味合いでとらえることが多いです。
>
> **アシドーシスになると**
> 体内がアシドーシスとなりpHが低下すると，恒常性が維持できなくなります。具体的には，心臓であれば運動中の不整脈発生の誘因となる可能性が示唆されています。

しアシドーシス（次ページ「お役立ち豆知識」参照）になってしまうため，これを代謝することでCO_2産生がより増大します（**図1**）。

なぜ運動処方においてATが大事なのか？

一般に運動処方では，中等度の運動強度に設定することが多いです（**表3**）[1]。運動処方では前述のとおりFITTを設定しますが，ATは中等度の運動強度とほぼ同義です。ATよりも運動強度を上げると，すぐに何かが起こることは少ないですが，ときに不整脈が誘発されやすくなるなど，運動中の危険性が増すことが

示唆されています．AT以上の運動強度では，例えば交感神経活性の亢進（**図3**）などが起こり[2]，運動中の心負荷上昇の要素が増えます．運動は行ったほうがよいですが，運動強度が上がると効果が高くなる一方，運動中の心事故（cardiac events）が増える可能性が示唆され，反対に運動強度が低いと運動中の心事故率は極論では0になりますが，その分，運動の効果も低下します（**図4**）．

表3 心臓リハビリテーションのための有酸素運動の方法

有酸素運動の強度	頻度 1週あたり（日）	強度持続 心拍数予備能（HRR）	強度持続 最大心拍数（HR max）	強度持続 % peak $\dot{V}O_2$ またはAT	強度持続 自覚的運動強度（Borg指数）	時間 1回あたり（分）	種類
超低強度	≧5	＜30%	＜57%	＜37%	＜9	10〜20	ウォーキング，サイクリング，ダンス，水中運動など，強度を調節できる運動
低強度	≧5	30〜39%	57〜63%	37〜45%またはAT未満	9〜11	10〜20	
中強度	≧5	40〜59%	64〜76%	46〜63%またはAT前後	12〜13	30〜60	
高強度	3〜5	60〜89%	77〜95%	64〜90%	14〜17	20〜60	

peak $\dot{V}O_2$：最高酸素摂取量，AT：嫌気性代謝閾値
（日本循環器学会/日本心臓リハビリテーション学会．2021年改訂版 心血管疾患におけるリハビリテーションに関するガイドライン．https://www.j-circ.or.jp/cms/wp-content/uploads/2021/03/JCS2021_Makita.pdf．2024年8月閲覧）

図3 AT以降の交感神経の上昇

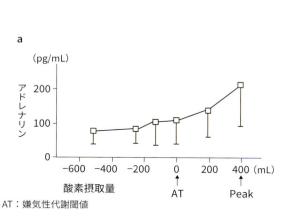
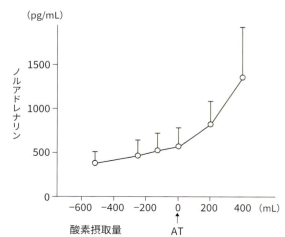

AT：嫌気性代謝閾値

a：運動強度と血中アドレナリン濃度の変化
b：運動強度と血中ノルアドレナリン濃度の変化

（文献2を参考に作成）

図4 運動強度と効果・危険性の関係

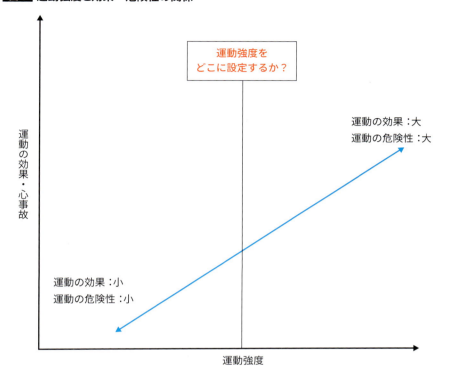

2 病態評価

健常人の場合，Ramp負荷試験において，運動の前半では一回拍出量（stroke volume；SV）を上げることで必要な心拍出量（cardiac output；CO）を増大させ，運動の後半では心拍数（heart rate；HR）を上げることで必要なCOを増大させています（**図5**）[3]。

また，運動中の呼吸様式も同様に，運動の前半では一回換気量（tidal volume；TV）を増やして分時換気量（minute ventilation；V̇E）を増加させ，運動の後半では呼吸回数（respiratory rate；RR）を増やしてV̇Eを上げています（**図6**）[4]。

COとV̇Eは，以下の式で計算できます。

心拍出量（CO）＝心拍数（HR）×一回心拍出量（SV）
分時換気量（V̇E）＝一回換気量（TV）×呼吸回数（RR）

図5 運動中の心機能：運動強度による変化

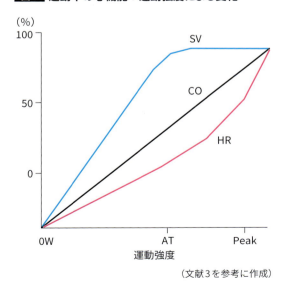

（文献3を参考に作成）

一方，心疾患患者のCPXでは，例えば収縮能の保持された心不全（heart failure with preserved ejection fraction；HFpEF）において，運動中のSVの指標である$\dot{V}O_2/HR$（O_2 pulse）が増大しない症例（**図7**），また心房細動でSVの増大不良が示唆されるがHRの増大が過剰な症例や，心房細動のアブレーション後にSVは増大するが心拍数の増大不良（心拍応答不良）を認める症例などを認めることがあります。これらは，安静時検査では得られない，運動中の検査であるCPXならではの所見です。

図6 運動中の肺機能

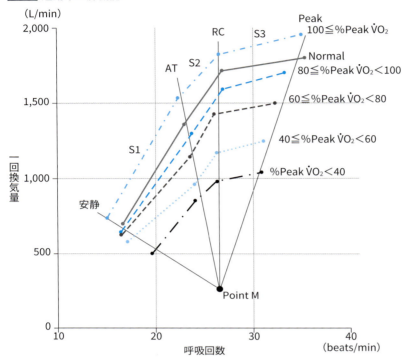

RC：respiratory compensation point（呼吸代償開始点）

% Peak $\dot{V}O_2$の増大に比例して，S1（安静からAT）の傾きが大きくなります。また，運動負荷（Ramp負荷）中の前半では主に一回換気量の増大が起こり，運動後半は呼吸回数が増大します

（文献4を参考に作成）

図7 運動中の心機能：HFpEF症例と健常者の比較

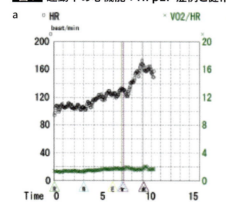 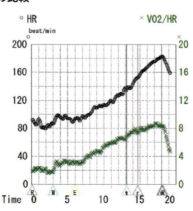

a：HFpEF症例：運動負荷（Ramp負荷）で仕事率が上がるにつれ心拍数は増大しますが，一回心拍出量の指標である$\dot{V}O_2/HR$は増大していません

b：健常者：Ramp負荷で仕事率が上がるにつれ，心拍数も$\dot{V}O_2/HR$も増大しています

3 重症度判定

CPXで測定できる最高酸素摂取量（peak $\dot{V}O_2$）や換気効率の指標である$\dot{V}E$ vs. $\dot{V}CO_2$ slopeは予後規定因子であり，予後指標とされています。つまり，Peak $\dot{V}O_2$が低い患者や，$\dot{V}E$ vs. $\dot{V}CO_2$ slopeが高い患者は死亡率が高くなります[5]。これは特に，心不全において示されています。さらに，収縮能が低下した心不全（heart failure with reduced ejection fraction；HFrEF）では，Peak $\dot{V}O_2$は左室収縮能（left ventricular ejection fraction；LVEF）よりも予後予測能として優れています。つまり，LVEFの低下も心配にはなりますが，それよりもPeak $\dot{V}O_2$が低下するほうが死亡率が高いことがわかっています（図8）[6]。LVEFが低下すると死亡率が高くなりますが，Peak $\dot{V}O_2$ 10 mL/min/kg未満の1年生存率は25％に近く，Peak $\dot{V}O_2$が低下したほうが死亡率が高いことを示しています。Mancini[6]は1991年の論文で，近年の至適薬物治療が十分に確立していない時代のものですが，近年でもHFrEFにおいてPeak $\dot{V}O_2$はLVEFよりも予後の指標として鋭敏であることが示されています。そのため，心臓移植の適応判断基準としてもPeak $\dot{V}O_2$は有用です。β遮断薬を用いていない場合はPeak $\dot{V}O_2$ 14 mL/min/kg未満，β遮断薬を用いる場合はPeak $\dot{V}O_2$ 12 mL/min/kg未満が，心臓移植の適応基準とされています[7]。

近年では経胸壁心エコーでLVEFを測定し，Fantastic 4などの薬剤を決定することが多くなっています。また，経食道心エコーも含めた心エコー図検査（以下，心エコー）によって，弁膜症などの治療方針を決めることも増えています。そのため，心エコーはほぼ必須の検査です。しかし，患者の予後予測に関しては，前述のようにCPXのほうが，特にHFrEFにおいて秀でています（図9）[5]。CPXが禁忌の症例もありますが（表4）[1]，できるだけ患者の予後を予測し，今後予想されること，心臓移植，緩和医療の適応を検討し，患者およびその家族とshared decision makingすることは十分理にかなっていると考えます。心エコーとともに，ぜひCPXもできるだけ多くの患者に行うべきです。

図8 HFrEFにおける左室収縮能とPeak $\dot{V}O_2$の予後

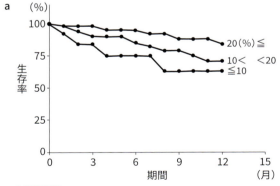
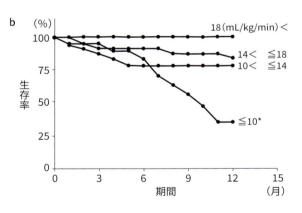

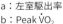
a：左室駆出率
b：Peak $\dot{V}O_2$

（文献6を参考に作成）

図9 心不全患者における Peak V̇O₂ と予後評価

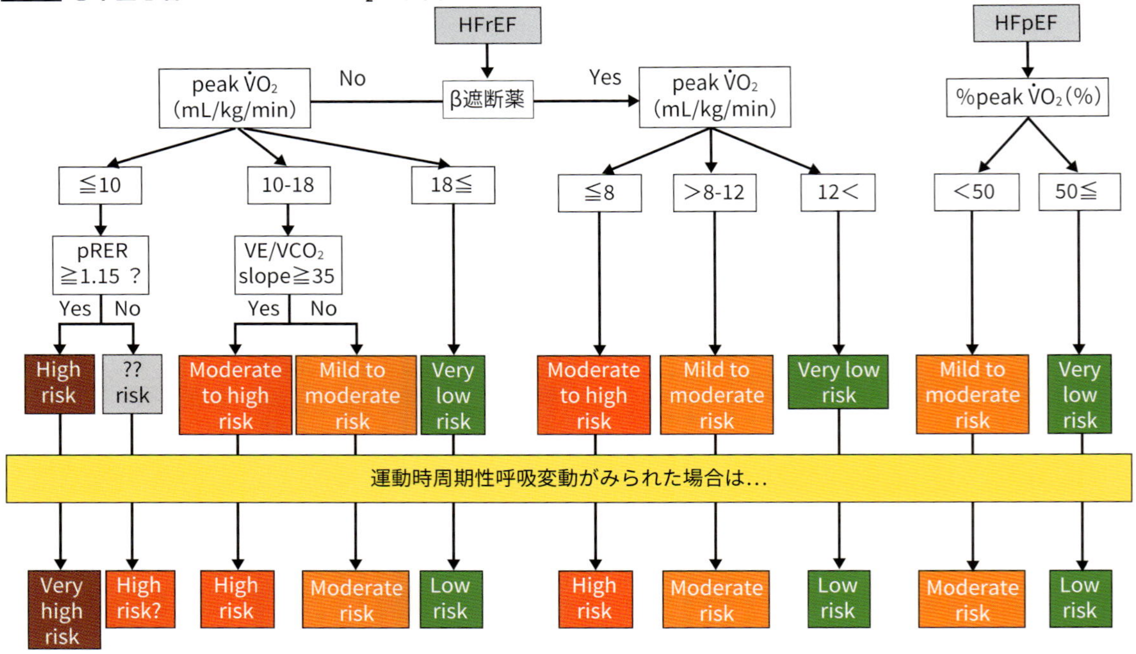

HFrEF HFpEF

peak V̇O₂ (mL/kg/min) — No — β遮断薬 — Yes — peak V̇O₂ (mL/kg/min) ｜ %peak V̇O₂（%）

≦10 ｜ 10-18 ｜ 18≦ ｜ ≦8 ｜ ＞8-12 ｜ 12＜ ｜ ＜50 ｜ 50≦

pRER ≧1.15？
- Yes → High risk
- No → ?? risk

VE/VCO₂ slope≧35
- Yes → Moderate to high risk
- No → Mild to moderate risk

18≦ → Very low risk

≦8 → Moderate to high risk
＞8-12 → Mild to moderate risk
12＜ → Very low risk

＜50 → Mild to moderate risk
50≦ → Very low risk

運動時周期性呼吸変動がみられた場合は…

Very high risk ｜ High risk? ｜ High risk ｜ Moderate risk ｜ Low risk ｜ High risk ｜ Moderate risk ｜ Low risk ｜ Moderate risk ｜ Low risk

pRER：peak respiratory exchange ratio

（文献5を参考に作成）

表4 運動負荷試験の禁忌

絶対的禁忌
1．2日以内の急性心筋梗塞
2．内科治療により安定していない不安定狭心症
3．自覚症状または血行動態異常の原因となるコントロール不良の不整脈
4．症候性の重症大動脈弁狭窄症
5．コントロール不良の症候性心不全
6．急性の肺塞栓または肺梗塞
7．急性の心筋炎または心膜炎
8．急性大動脈解離
9．意思疎適の行えない精神疾患
相対的禁忌
1．左冠動脈主幹部の狭窄
2．中等度の狭窄性弁膜症
3．電解質異常
4．重症高血圧＊
5．頻脈性不整脈または徐脈性不整脈
6．肥大型心筋症またはその他の流出路狭窄
7．運動負荷が十分行えないような精神的または身体的障害
8．高度房室ブロック

＊：原則として収縮期血圧＞200mmHg，または拡張期血圧＞110mmHg，あるいはその両方とすることが推奨されている
（日本循環器学会/日本心臓リハビリテーション学会．2021年改訂版 心血管疾患におけるリハビリテーションに関するガイドライン．https://www.j-circ.or.jp/cms/wp-content/uploads/2021/03/JCS2021_Makita.pdf．2024年8月閲覧）

4 併存疾患の評価と労作時息切れの精査

　心疾患患者の4人に1人は肺気腫を合併しているとされます。肺気腫の最大の死亡原因は心疾患ですし，心疾患患者が肺気腫を合併していてもおかしな話ではありません。喫煙は肺疾患を誘発するとともに，心筋梗塞をはじめとした心疾患の誘因になることは自明です（**図10**）。CPXで測定できる$\dot{V}CO_2$を横軸に，$\dot{V}E$を縦軸に取ったグラフで示される一次関数のY切片の値は，大きいと死腔換気増大を示唆する所見で，逆にマイナスの値だと肺高血圧症などを示唆する所見となります（**図11**）[8]。

　また，労作時息切れの鑑別としては，CPXの前に呼吸機能検査を行うとよいです。筆者はCPXの前に最大努力換気量（maximum voluntary ventilation；MVV）と最大吸気量（inspiratory capacity；IC）を測定しています。MVVの測定が困難な場合は，1秒量（FEV_1）を35倍または40倍することで，予測MVVとして近似値を算出することができます。

　さらに，「MVV－peak $\dot{V}E$ ＜ 11 あるいは18 L/min」は運動中の肺閉塞性障害が，「peak TV/IC ≧ 0.80 あるいは0.85」は運動中の肺拘束性障害が示唆される所見です（**図12**）[9]。もちろん，心電図変化や運動中のSVの指標であるO_2 pulse，心拍予備能なども考慮して総合的に息切れの原因を判断しなければならないため熟慮を要するかとは思いますが，息切れの鑑別として肺疾患が示唆される場合に，MMV，ICの事前測定は有用です。

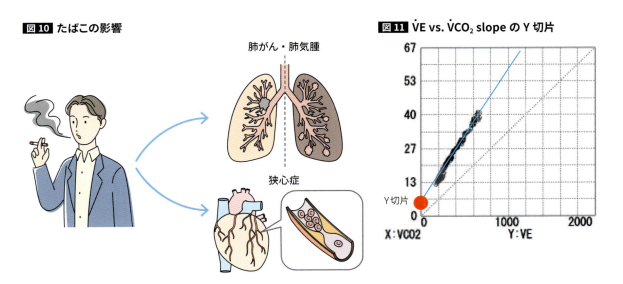

図10 たばこの影響

図11 $\dot{V}E$ vs. $\dot{V}CO_2$ slope の Y 切片

図12 息切れの鑑別方法：breathing reserve（呼吸予備能）

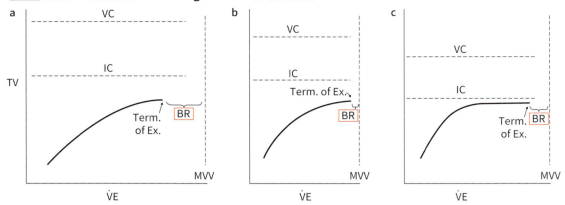

VC：vital capacity（肺活量），Term. of Ex.：運動終了時点，BR：breathing reserve（呼吸予備能）

a：健常者
b：閉塞性換気障害。MVV（最大努力換気量）− peak $\dot{V}E$（最高分時換気量）＜ 11 or 18 L/min
c：拘束性換気障害。Peak TV（一回換気量）÷ IC（最大吸気量）≧ 0.85 or 0.85

（文献9を参考に作成）

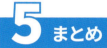

5 まとめ

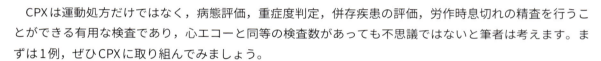

　CPXは運動処方だけではなく，病態評価，重症度判定，併存疾患の評価，労作時息切れの精査を行うことができる有用な検査であり，心エコーと同等の検査数があっても不思議ではないと筆者は考えます。まずは1例，ぜひCPXに取り組んでみましょう。

文献

1) Makita S, Yasu T, Akashi YJ, et al. Japanese Circulation Society/the Japanese Association of Cardiac Rehabilitation Joint Working Group. JCS/JACR 2021 Guideline on rehabilitation in patients with cardiovascular disease. Circ J. 2022; 87(1): 155-235.
2) Koike A, Itoh H, Taniguchi K, et al. Detecting abnormalities in left ventricular function during exercise by respiratory measurement. Circulation. 1989; 80(6): 1737-46.
3) Astrand Po, Cuddy Te, Saltin B, et al. Cardiac output during submaximal and maximal work. J Appl Physiol. 1964; 19: 268-74.
4) Murata M, Adachi H, Nakade T, et al. Relationship between ventilatory pattern and peak VO_2 and area M regulates the respiratory system during exercise. J Cardiol. 2020; 76(5): 521-8.
5) Corrà U, Agostoni PG, Anker SD, et al. Role of cardiopulmonary exercise testing in clinical stratification in heart failure. A position paper from the Committee on Exercise Physiology and Training of the Heart Failure Association of the European Society of Cardiology. Eur J Heart Fail. 2018; 20(1): 3-15.
6) Mancini DM, Eisen H, Kussmaul W, et al. Value of peak exercise oxygen consumption for optimal timing of cardiac transplantation in ambulatory patients with heart failure. Circulation. 1991; 83(3): 778-86.
7) Heidenreich PA, Bozkurt B, Aguilar D, et al. 2022 AHA/ACC/HFSA Guideline for the Management of Heart Failure: A Report of the American College of Cardiology/American Heart Association Joint Committee on Clinical Practice Guidelines. Circulation. 2022; 145(18): e895-e1032.
8) Apostolo A, Laveneziana P, Palange P, et al. Impact of chronic obstructive pulmonary disease on exercise ventilatory efficiency in heart failure. Int J Cardiol. 2015; 189: 134-40.
9) Wasserman K. Principles of Exercise Testing & Interpretation, 3rd ed. Philadelphia: Lippincott Williams & Wilkins; 1999. xv, p556.

I 運動負荷試験の実施方法

A. 7Wでおさえておきたい運動負荷の基礎知識

2 Who？ 誰が運動負荷試験をするのか？
―各職種の役割について―

新保麻衣

> **ここがポイント**
> 1. 運動負荷試験における安全管理，検査結果の解釈は，検査にかかわるすべての職種ができるようにしておく。
> 2. 多職種がそれぞれの強みを活かして検査を行い，診療に活かしていくことが重要。

医療行為において大切なのは安全です。運動負荷試験は文字通り被検者の身体に運動という負荷をかける検査であり，かかわるすべてのスタッフは運動負荷試験の特徴，目的，被検者の状態を把握し，安全に検査を遂行できるよう努める必要があります。ここでは心肺運動負荷試験（CPX）において各職種に期待される役割について述べていきます。

1 職種それぞれの役割

2007年に日本心臓リハビリテーション学会が行った運動負荷試験に関するアンケートでは，回答があった62施設中，CPXを必ず医師の立会いの下で行っているとした施設は55施設（88.7％），臨床検査技師のみで行っているとした施設は5施設（8.1％）と報告されています[1]。その他，主治医や看護師，理学療法士（physical therapist；PT）が実施しているとした回答もみられました。CPXにかかわるすべての職種が，機器の管理，適応と禁忌，結果の解釈と診療への活かし方についての知識をもつ必要がありますが，各職種にはそれぞれ強みがあり，求められる役割もそれぞれです（表1）。

表1 心臓リハビリテーションに携わるスタッフの役割分担

役割		職種
施設長	施設の経営・運営 管理責任	循環器科医師
運動療法	運動プログラム作成 運動指導者への指導	理学療法士，作業療法士，看護師，健康運動指導士など運動指導者
	運動プログラム実施	理学療法士，作業療法士，看護師，健康運動指導士など運動指導者
食事療法	食事指導	管理栄養士，看護師
服薬	服薬指導	薬剤師，看護師
コンサルテーション	禁煙指導 ストレス管理などの指導	看護師 臨床心理士/公認心理師など
	社会資源の活用	ソーシャルワーカー
検査	冠危険因子の検査 心肺運動負荷試験の実施	臨床検査技師

（日本循環器学会/日本心臓リハビリテーション学会．2021年改訂版心血管疾患におけるリハビリテーションに関するガイドライン．https://www.j-circ.or.jp/cms/wp-content/uploads/2021/03/JCS2021_Makita.pdf．2024年8月閲覧）

医師

医師法第17条において「医師でなければ，医業をなしてはならない」とされています。また，医事法で，医行為について自身の判断により実施できるのは医師に限定されています。

医師はCPXを施行するかどうかの適応を判断し，検査の指示を出し，安全性に配慮し，検査結果を確認し，結果が診療へ活かされるよう各職種へ働きかけるなど，総合的な役割が求められます。CPXは虚血などの診断目的だけではなく，心不全の重症度や心移植の適応判定にも使用されることから，より複雑な病態の重症患者にも行うことがあります。安全性や緊急時の対応を考え，医師の立ち合いを必須としている施設も多いと思われます。

臨床検査技師

臨床検査技師は「医師又は歯科医師の指示の下に，微生物学的検査，血清学的検査，血液学的検査，病理学的検査，寄生虫学的検査，生化学的検査及び厚生労働省令で定める生理学的検査を行うことを業とする者」とされています。生理学的検査には心電図，超音波や脳波，聴力検査（条件あり）など幅広い検査が含まれます。心臓リハビリテーションの分野でも，CPXの実施にたずさわることが期待されています[2]。CPXは呼気ガス分析を用いてさまざまなパラメータを評価し，運動処方作成や心不全の重症度判定に活用されます。正確な評価には機器の管理や検査室の環境管理はもちろん，正しい検査法に則ることが重要であり，CPXに精通した臨床検査技師が欠かせません。

施設によっては，人員などの問題で臨床検査技師にCPXを担当してもらうことが難しい場合もあるかと思います。検査に立ち会うのが無理でも，機器の適切な管理などについてアドバイスをもらうことはできるかもしれません。

看護師

看護師は「傷病者若しくはじょく婦に対する療養上の世話又は診療の補助を行うことを業とする者」とされています。担当する業務は，診療補助から運動・食事・服薬指導など多岐にわたります。看護師は患者ケアの中心を担うことも多く，患者の病態だけではなく個々の背景や些細な変化なども把握しやすいと考えられます。CPXを施行する患者についても，入院中や外来心臓リハビリテーションなどでかかわっている場合は，個々の状態に沿った検査タイミングの提案や検査中のサポート，検査結果の運動指導への反映などをよりスムーズに行うことができるでしょう。

理学療法士

「理学療法」とは，身体に障害のある者に対し，主としてその基本的動作能力の回復を図るため，治療体操その他の運動を行わせ，及び電気刺激，マッサージ，温熱その他の物理的手段を加えること，と法律で規定されています。PTは運動プログラム作成や実施など，運動療法の中心を担う職種です[2]。前述のアンケートでも，CPXに立ち会う医師以外の職種としては，看護師に次いで2番目に多かったと報告されています。PTは被検者が身体的にCPXを行うことが可能かどうかの評価や，運動処方を運動療法に活かすことが求められます。入院中の患者にCPXを行う場合は，普段のリハビリテーション中の様子を把握している

PTによって検査のタイミングや負荷プロトコルの検討を行うことも期待されます。

作業療法士

「作業療法」とは，身体又は精神に障害のある者に対し，主としてその応用的動作能力又は社会的適応能力の回復を図るため，手芸，工作その他の作業を行わせること，とされています。作業療法士（occupational therapist；OT）がCPXなどの運動負荷試験に直接かかわっている施設は少ないと推測されますが，心臓リハビリテーションにおいてOTは運動プログラム作成や実施を行う役割を担う職種であり[2]，運動負荷試験の結果を活用して日常生活動作や作業（仕事など）の指導にあたることが期待されます。

2 まとめ

CPXを始めとする運動負荷試験は，安全に施行できるよう各職種が協力し合って行うべき検査です。検査の適応や結果の解釈についても十分な検討が必要です。ここで取り上げなかった職種でも検査にかかわるのであれば，診療に活かせるよう当事者意識をもって検査にかかわっていくことが求められます。

💡 お役立ち豆知識

心臓リハビリテーション指導士

心臓リハビリテーション（心リハ）とは，心血管疾患の治療や再発予防を目的として，運動療法だけではなく患者，家族への教育，栄養指導，生活指導，服薬や禁煙指導，カウンセリングなどを行う包括的な疾患管理プログラムのことです。心リハを実践するためには医療専門職の連携や知識の共有化が必要であり，心臓リハビリテーション指導士という認定制度が存在します。資格を取得するためには試験を含めた条件がありますが，受験資格がある職種は，医師，看護師，理学療法士，臨床検査技師，管理栄養士，薬剤師，臨床工学技師，臨床心理士，公認心理師，作業療法士，健康運動指導士の11職種です（2024年7月時点）。

文献

1) 高橋哲也, 伊東春樹, 小山照幸 ほか. 診療報酬対策アンケート調査について「運動負荷試験に関するアンケート調査」. 心臓リハビリテーション 2008; 13(1): 195-8.

2) 日本循環器学会/日本心臓リハビリテーション学会. 2021年改訂版 心血管疾患におけるリハビリテーションに関するガイドライン. (https://www.j-circ.or.jp/cms/wp-content/uploads/2021/03/JCS2021_Makita.pdf. 2024年7月時点)

Ⅰ 運動負荷試験の実施方法

A. 7Wでおさえておきたい運動負荷の基礎知識

3 When？ いつ運動負荷試験をするのか？
― どのようなときにするのか，試験前後にすべきこと ―

新保麻衣

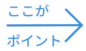

1 運動負荷試験の目的は，息切れの精査や運動耐容能の評価，治療方針の検討など多岐にわたる。
2 何を調べたいのか目的を明確にして，安全に検査を行うことが重要。

1 どのようなときに運動負荷試験をするのか？

　運動負荷試験は，運動時に出現する息切れなどの症状の原因検索，虚血や不整脈などの検出，運動耐容能や予後評価，心疾患の治療適応を検討する際に行う検査です。労作時息切れは心疾患だけではなく肺疾患でも出現しますが，肺疾患でも息切れの評価に心肺運動負荷試験（CPX）が有用と報告されています[1]。どのようなときに運動負荷試験を検討すべきかを，**表1**に示します（対象疾患の詳細はp.41以降を参照）。

　運動耐容能の最も客観的な評価は最大運動時の酸素摂取量とされており，それはCPXで評価できます[2]。心不全における運動耐容能評価の推奨を**表2**に示します。また，心臓リハビリテーションは重症例も含む心血管疾患患者を対象としており，より詳細な評価やリスクの高い患者への運動処方のためにはCPXを行うべきとされています[3]。心臓リハビリテーションにおけるCPXの適応を**表3**に示します。いずれの場合もルーチン検査としてのCPXは推奨しておらず，検査の適応や目的をはっきりさせて施行する必要があります。

表1 いつ運動負荷試験をするのか？

いつ	考えうる疾患・状況の例
労作時の症状，運動制限があるとき	虚血性心疾患，運動誘発性不整脈，肺疾患
運動耐容能を評価したいとき	心血管疾患全般
予後評価をしたいとき	心不全
運動処方をしたいとき	心臓リハビリテーション
治療方針を検討したいとき	心移植，弁膜症手術の適応検討
運動時の血圧や脈拍の変化を知りたいとき	ペースメーカの設定検討

A-3 | When ？　いつ運動負荷試験をするのか？

運動負荷試験の実施方法

表2 心不全における運動耐容能評価の推奨とエビデンスレベル

	推奨クラス	エビデンスレベル	Minds推奨グレード	Mindsエビデンス分類
問診 運動能力，心理的状態，認識能力，社会的環境などの把握	I	B	B	IV a
心肺運動負荷試験 心移植やその他の高度な治療適応の検討	I	B	B	II
心肺運動負荷試験 労作時呼吸困難や易疲労性が運動制限因子となっている患者での原因の鑑別	I	B	B	IV b
最高酸素摂取量測定 予後評価	I	B	B	II
心肺運動負荷試験 運動処方の作成のため	II a	B	B	II
心肺運動負荷試験 心房細動，ペースメーカ患者の心拍応答や至適プログラム決定，運動時の血圧，不整脈，身体活動の程度の評価，運動能力の変化と治療の評価など	II a	B	B	II
心肺運動負荷試験 ルーチン検査として	III	C	C2	VI

（日本循環器学会/日本心不全学会．急性・慢性心不全診療ガイドライン（2017年改訂版）．https://www.j-circ.or.jp/cms/wp-content/uploads/2017/06/JCS2017_tsutsui_h.pdf．2024年8月閲覧）

表3 心臓リハビリテーションにおける心肺運動負荷試験の推奨とエビデンスレベル

	推奨クラス	エビデンスレベル	Minds推奨グレード	Mindsエビデンス分類
心移植やその他の高度な治療適応の検討のために行う。	I	B	B	II
労作時呼吸困難や易疲労性が運動制限因子となっている患者での原因の鑑別のために行う。	I	B	B	IV b
予後評価を目的として最高酸素摂取量測定を行う。	I	B	B	II
運動処方作成のために行うことを考慮する。	II a	B	B	II
心房細動，ペースメーカ患者の心拍応答や至適プログラム決定，運動時の血圧・不整脈・身体活動の程度の評価，運動能力の変化と治療の評価などのために行うことを考慮する。	II a	B	B	II
ルーチン検査として行うことは推奨されない。	III No benefit	C	C2	VI

（日本循環器学会/日本心臓リハビリテーション学会．2021年改訂版 心血管疾患におけるリハビリテーションに関するガイドライン．https://www.j-circ.or.jp/cms/wp-content/uploads/2021/03/JCS2021_Makita.pdf．2024年8月閲覧）

💡 お役立ち豆知識

推奨クラス，エビデンスレベル，Minds推奨グレード，Mindsエビデンス分類の表を以下に示します。

推奨クラス分類

クラス I	手技・治療が有効・有用であるというエビデンスがある，あるいは見解が広く一致している。
クラス II a	エビデンス・見解から有効・有用である可能性が高い。
クラス II b	エビデンス・見解から有効性・有用性がそれほど確立されていない。
クラス III No benefit	手技・治療が有効・有用でないとのエビデンスがある，あるいは見解が広く一致している。
クラス III Harm	手技・治療が有害であるとのエビデンスがある，あるいは見解が広く一致している。

（日本循環器学会/日本心臓リハビリテーション学会. 2021年改訂版 心血管疾患におけるリハビリテーションに関するガイドライン. https://www.j-circ.or.jp/cms/wp-content/uploads/2021/03/JCS2021_Makita.pdf. 2024年8月閲覧）

Minds 推奨グレード

グレードA	強い科学的根拠があり，行うよう強く勧められる。
グレードB	科学的根拠があり，行うよう勧められる。
グレードC1	科学的根拠はないが，行うよう勧められる。
グレードC2	科学的根拠はなく，行わないよう勧められる。
グレードD	無効性あるいは害を示す科学的根拠があり，行わないよう勧められる。

推奨グレードはエビデンスのレベル・数と結論のばらつき，臨床的有効性の大きさ，臨床上の適用性，害やコストに関するエビデンスなどから総合的に判断される
（Minds診療ガイドライン選定部会. 2007. p.16より）

エビデンスレベル

レベルA	複数のランダム化介入臨床試験またはメタ解析で実証されたもの。
レベルB	単一のランダム化介入臨床試験またはランダム化介入でない大規模な臨床試験で実証されたもの。
レベルC	専門家および/または小規模臨床試験（後ろ向き試験および登録を含む）で意見が一致したもの。

（日本循環器学会/日本心臓リハビリテーション学会. 2021年改訂版 心血管疾患におけるリハビリテーションに関するガイドライン. https://www.j-circ.or.jp/cms/wp-content/uploads/2021/03/JCS2021_Makita.pdf. 2024年8月閲覧）

Minds エビデンス分類（治療に関する論文のエビデンスレベルの分類）

I	システマティックレビュー/ランダム化比較試験のメタ解析
II	ランダム化比較試験
III	非ランダム化比較試験
IV a	分析疫学的研究（コホート研究）
IV b	分析疫学的研究（症例対照研究，横断研究）
V	記述研究（症例報告やケースシリーズ）
VI	患者データに基づかない，専門委員会や専門家個人の意見

（Minds診療ガイドライン選定部会. 2007. p.15より改変）

---

2 運動負荷試験前にすべきこと

運動負荷試験は，血圧変動，胸痛発作，不整脈や迷走神経反射などの合併症が起こりうる検査です。あくまで検査であり，安全を第一に考えて行う必要があります。

インフォームドコンセント

運動負荷試験は被検者の協力がないと正確な評価ができません。運動負荷が困難と思われる状況がないかの確認が必要です（**表4**）。これから行う運動負荷試験の目的，どのように行われるのか，合併症，代替となりうる他の検査などについて，被検者（と家族）に十分に説明し，理解してもらう必要があります。運

動負荷試験では，対面での説明と書面による同意取得が望ましいです。心臓リハビリテーションに参加する場合はCPXも含めた参加同意書を取得している施設もあり，各施設の実情に合わせるとよいでしょう。

表4 運動負荷試験が困難と考えられる状況

- 被検者の協力や同意が得られない
- 自転車エルゴメータを使用する場合，ペダルに足が届かない
- 整形外科疾患もしくは皮膚科疾患があり，十分な負荷がかけられない
- 主治医が不適と判断している

※病態としての適応，禁忌は，p.41以降を参照

運動負荷試験が可能かどうかの評価

最大酸素摂取量（peak $\dot{V}O_2$）を正確に評価したい場合，peak respiratory exchange ratio（RER）が1.10以上であることが重要です。それ以下では負荷が不十分と判断されてしまいます。CPXでpeak $\dot{V}O_2$を正確に評価するためには低負荷での自転車エルゴメータやトレッドミルでの運動療法に慣れてからが望ましいとされています[3]。6分間歩行試験は呼気ガス分析器などの設備が不要で簡便な検査なので，歩行が可能な被検者であれば施行可能です。いずれの場合も，独歩で外来通院ができている患者であれば，問題なく検査できると考えられます。

どこまで負荷をかけるかの検討

運動耐容能評価や息切れ精査などの場合，CPXでは基本的に症候限界での運動負荷となります（運動負荷試験の中止基準に当てはまる場合はこの限りではありません）。プロトコルの決定についてはp.121以降を参照してください。6分間歩行試験も，可能な限り歩行して距離を計測するので，最大負荷試験です。

対照的に，ハイリスク症例で運動療法のためにCPXでATポイントを測定したい場合などは，症候限界ではなく目的のデータが得られたら医療者側の判断で検査を終了することもあります。病態，目的に応じて臨機応変な対応が必要です。

3 運動負荷後にすべきこと

運動負荷終了後は，被検者に有害事象が起きないかの観察（モニタリング），検査結果の解析およびレポート作成，被検者への説明と臨床へのフィードバックを行います。

負荷試験終了後のモニタリング

被検者のバイタルサイン，症状などを観察し，有害事象が起きていないか観察します。運動負荷による虚血性心電図変化や不整脈だけではなく，迷走神経反射による血圧低下や失神にも注意が必要です。運動後の水分摂取も適宜促しましょう。運動負荷試験の中止基準（**表5**）に該当する事象が発生して試験を中止した場合，回復するまで経過観察するのか，緊急処置が必要かも判断します。

表5 運動療法実施中の中止基準

絶対的中止基準
- 患者が運動の中止を希望
- 運動中の危険な症状を察知できないと判断される場合や意識状態の悪化
- 心停止，高度徐脈，致死的不整脈（心室頻拍・心室細動）の出現またはそれらを否定できない場合
- バイタルサインの急激な悪化や自覚症状の出現（強い胸痛・腹痛・背部痛，てんかん発作，意識消失，血圧低下，強い関節痛・筋肉痛など）を認める
- 心電図上，Q波のない誘導に1mm以上のST上昇を認める（aVR，aVL，V1誘導以外）
- 事故（転倒・転落，打撲・外傷，機器の故障など）が発生

相対的中止基準
- 同一運動強度または運動強度を弱めても胸部自覚症状やその他の症状（低血糖発作，不整脈，めまい，頭痛，下肢痛，強い疲労感，気分不良，関節痛や筋肉痛など）が悪化
- 経皮的動脈血酸素飽和度が90％未満へ低下または安静時から5％以上の低下
- 心電図上，新たな不整脈の出現や1mm以上のST低下
- 血圧の低下（収縮期血圧＜80mmHg）や上昇（収縮期血圧≧250mmHg，拡張期血圧≧115mmHg）
- 徐脈の出現（心拍数≦40/min）
- 運動中の指示を守れない，転倒の危険性が生じるなど運動煎法継続が困難と判断される場合

（日本循環器学会/日本心臓リハビリテーション学会．2021年改訂版 心血管疾患におけるリハビリテーションに関するガイドライン．https://www.j-circ.or.jp/cms/wp-content/uploads/2021/03/JCS2021_Makita.pdf．2024年8月閲覧）

運動負荷試験結果のレポート作成

- 運動負荷試験前後の心拍数，血圧，酸素飽和度，自覚症状の有無を記載します。心電図の調律，虚血性心電図変化や不整脈の出現の有無も記録します。

- 6分間歩行試験では歩行距離を，CPXであれば運動負荷のプロトコル，検査の中止理由も記載します。CPXでは数多くのパラメータが測定されますが，数値はレポートに記載され出力されます（パラメータを決定するために機器の操作が必要な場合はあります）。CPXレポートに書くべきとされる項目を**表6**に示します[4]。前回検査がある場合は，前回値も記載すると変化がわかりやすくなります。CPXでは，検査結果に基づき運動処方を作成することが可能です。

- 運動処方：呼気ガス分析器を用いた運動負荷試験で求めた嫌気性代謝閾値（AT）を基に，許容される運動範囲を設定することが可能です。Ramp負荷によるCPXを行った場合，ATポイントの1分前の運動強度を用いて運動処方を作成します。運動処方の記載例を**図1**[5]に示します。

表6 CPXレポートに書くべき項目の例

病歴と臨床的背景	病歴，運動耐容能低下の詳細，過去の運動負荷試験の結果，検査結果（例：心エコー，肺機能検査，血算），薬物（例：β遮断薬）
安静時データ	体重，BMI，体脂肪率，心拍数，血圧，SpO$_2$，肺機能検査，ヘモグロビン，心電図
運動負荷プロトコル	トレッドミル，自転車エルゴメータまたは上肢エルゴメータ，負荷の上昇率，最大負荷量
検査中止の理由	疲労，症状，心電図異常
被検者の反応	・自覚的運動強度（RPE）のピーク ・症状
検査の妥当性	ピーク時の呼吸商（R）≧1.1，RPE≧17
酸素摂取量	標準値に対するpeak $\dot{V}O_2$，理想体重あたりの$\dot{V}O_2$，換気閾値（VT）における$\dot{V}O_2$
循環応答	運動時およびリカバリー時の心拍数，血圧，酸素脈，心電図
呼吸応答	最大呼吸数，換気量，換気予備能（$\dot{V}E/MVV$），酸素飽和度，血液ガス
心肺機能不全のマーカー	$\dot{V}E$ vs. $\dot{V}CO_2$ slope，ETCO$_2$，運動時周期性呼吸変動，酸素摂取効率勾配
検査の要約	正常か異常か，異常の場合は鑑別診断を提示，心不全を示すCPXスコア（$\dot{V}E$ vs. $\dot{V}CO_2$ slope ≧34，Heart rate recovery ≦6 bpm，peak VO$_2$ ≦14 mL/kg/min など）
検査結果から推奨される事項	・正常であれば正常であることを示す ・体力向上や体重減少のための一般的なプログラム作成 ・異常の場合は補助的な検査を提案（例：肺機能検査，右心カテーテル検査，胸部CT，BNP測定） ・変時性不全ではβ遮断薬の投与量の最適化やペースメーカを検討

（文献4を参考に作成）

図1 CPXの結果を活用した運動処方の実例

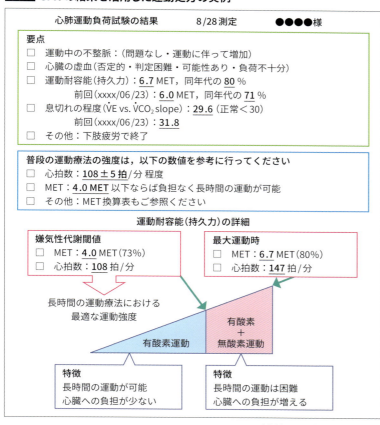

（文献5より許可を得て転載）

被検者への説明

運動負荷中のバイタルサイン，心電図，血圧変動に問題がなかったか，CPXであれば peak $\dot{V}O_2$，AT などの指標に基づき，運動処方がどのようになされるのかなどを伝えます。運動負荷試験には目的があり，インフォームドコンセントで被検者にも目的を理解してもらっているはずです。息切れ精査なら心原性なのか肺性が考えられるのか，運動耐容能評価なら peak $\dot{V}O_2$ の数値はどうだったのか，どのくらいの強度で運動すればよいのかなど，目的に沿った結果も説明しましょう。説明するタイミングは，検査終了直後や外来，または入院病棟で主治医からなど，各施設の状況に合わせて行うとよいと思います。

⚠ ここに注意！

運動負荷試験は一度施行したら終わり，ではありません。結果を解釈し，治療方針の検討に活かすのはもちろんですが，その後の状況に応じて繰り返しの評価が必要になることもあります。患者の状態は一定ではありません。よくなることもあれば，その逆もあります。病態に合わせて運動負荷試験の再検を検討しましょう。

💡 お役立ち豆知識

心肺運動負荷試験のパラメータには疾患ごとに特徴があり，パターンによって病態を推測できます（**表7**）。Peak $\dot{V}O_2$ や AT 以外の指標も確認し，病態を推測するとより検査結果を役立てることができます。

表7 各疾患における運動時の標準的な呼吸循環応答

測定値	心不全	COPD	ILD	肺血管疾患	肥満	体力低下
$\dot{V}O_2$ max または peak $\dot{V}O_2$	低下	低下	低下	低下	実際の体重に対しては低下，理想体重に対しては正常	低下
AT	低下	正常/低下/判定不能	正常または低下	低下	正常	正常または低下
最大心拍数	変動（軽度の場合，通常は正常）	低下，軽度の場合は正常	低下	正常/わずかに低下	正常/わずかに低下	正常/わずかに低下
酸素脈	低下	正常または低下	正常または低下	低下	正常	低下
$(\dot{V}E/MVV)\times 100$	正常または低下	増大	正常または増大	正常	正常または増大	正常
$\dot{V}E/\dot{V}CO_2$（AT時）	増大	増大	増大	増大	正常	正常
V_D/V_T	増大	増大	増大	増大	正常	正常
PaO_2	正常	変動	低下	低下	正常/増加することもある	正常
$P(A-a)O_2$	通常は正常	変動，通常は増加	増加	増加	低下することもある	正常

COPD：慢性閉塞性肺疾患，ILD：間質性肺疾患，$\dot{V}O_2$ max：最大酸素摂取量，peak $\dot{V}O_2$：最高酸素摂取量，AT：嫌気性作業閾値，$\dot{V}E$：分時換気量，MVV：最大努力換気量，$\dot{V}CO_2$：二酸化炭素排出量，V_D：死腔量，V_T：一回換気量，PaO_2：動脈血酸素飽和度，$P(A-a)O_2$：肺胞気動脈血酸素分圧較差

（文献6を参考に作成）

【文献】

1) Michael K. Stickland, J. Alberto Neder, et al. Using cardiopulmonary exercise testing to understand dyspnea and exercise intolerance in respiratory disease. Chest 2022 ; 161 (6) : 1505-16.

2) 日本循環器学会/日本心不全学会. 急性・慢性心不全診療ガイドライン (2017年改訂版). (https://www.j-circ.or.jp/cms/wp-content/uploads/2017/06/JCS2017_tsutsui_h.pdf. 2024年7月時点)

3) 日本循環器学会/日本心臓リハビリテーション学会. 2021年改訂版 心血管疾患におけるリハビリテーションに関するガイドライン. (https://www.j-circ.or.jp/cms/wp-content/uploads/2021/03/JCS2021_Makita.pdf. 2024年7月時点)

4) Leclerc K. Cardiopulmonary exercise testing: A contemporary and versatile clinical tool. Cleve Clin J Med. 2017 ;84 (2) : 161-8.

5) 「循環器病の慢性期・維持期におけるリハビリテーションの有効性の検証のための研究」研究班. 脳卒中と心血管病の維持期・生活期リハビリガイドブック. 2024. (https://cardiac-rehab.jp/_lib/wp-content/uploads/2024/03/RehabGBwCover.pdf. 2024年7月時点)

6) American Thoracic Society; American College of Chest Physicians. ATS/ACCP Statement on cardiopulmonary exercise testing. Am J Respir Crit Care Med. 2003 ; 167 (2) : 211-77.

MEMO

I 運動負荷試験の実施方法

A. 7Wでおさえておきたい運動負荷の基礎知識

4 What？ 運動負荷試験とは何か？ 意外に重要なことは何か？

加藤大志，谷口達典

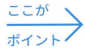

1 | 心肺運動負荷試験（CPX）は，最大限まで運動した際（症候限界に達した際）の運動耐容能をみたり，嫌気性代謝閾値（AT）を測定するときなどに行う。
2 | 症候限界に達したかどうかは，患者の自覚症状（自覚的運動強度），他覚的所見（バイタルサイン，呼気ガス分析）から見極める。
3 | 呼気ガス分析では，酸素摂取量が測定できる。酸素摂取量がわかればエネルギー消費・産生量が推定できる。
4 | CPXは，安静，ウォームアップ，Ramp負荷試験，クールダウンの4パートに分かれる。患者の急変に常に気を配ること。

1 運動負荷試験とは何か？

　そもそも運動とは生理的負荷であり，私たちの日常生活のなかでかかっている負荷です。この生理的負荷をうまくかけることで，安静時に認められない心肺機能異常を検出し，日常生活でのリスクを推定する試験が，運動負荷試験です。運動負荷試験は現在，いろいろな種類のものが臨床の場で普及しています。ここでこれらの運動負荷試験を，「決まったルール」で運動することでその負荷に「どのくらい身体機能が反応するか」を測る試験だと考えると，また違った見方で整理できます。循環器領域でよく使われる代表的な運動負荷検査を，**表1**に整理してみます。

　運動負荷心電図と心肺運動負荷試験（CPX）の違いは，呼気ガス分析器を用いて呼吸動態をモニターしているかどうかです。実はこれら2つは検査目的が違うのです。

　ここでは特に，本書のメインテーマであるトレッドミルやエルゴメータを用いたCPXとはどういったものなのか，詳しく整理したいと思います。また，意外に重要なことをコラムにまとめていますので，ぜひご覧ください。

A-4 ｜ What ？ 運動負荷試験とは何か？

表1 運動負荷試験における運動ルールと目的

運動プロトコル	目的の測定値	試験名
決められた時間内に, できるだけ早く歩く	・歩行距離 ・血圧と脈拍数	6分間歩行試験
決められた距離を繰り返し歩く（スピードは漸増）	・歩行距離とスピード ・血圧と脈拍数	シャトルウォーキングテスト
決まった高さ（9 inch）の2階段を, 決まったスピードと時間だけ上り下りする	・12誘導心電図 ・血圧と脈拍数 （運動途中は測定しないこともある）	マスター負荷（シングル：1.5分, ダブル：3分など）
エルゴメータをこぐ（ペダルの重さが漸増）	・12誘導心電図 ・血圧と脈拍数 （運動前後と運動中も持続的に測定）	エルゴメータ負荷心電図
トレッドミルを歩く / 走る（傾斜 / スピードが漸増）		トレッドミル負荷心電図
エルゴメータをこぐ（ペダルの重さが漸増）	・呼気ガス分析・呼吸フロー ・12誘導心電図 ・血圧と脈拍数 （運動前後と運動中も持続的に測定）	エルゴメータ心肺運動負荷試験（CPX）
トレッドミルを歩く / 走る（傾斜 / スピードが漸増）		トレッドミル心肺運動負荷試験（CPX）
横になってペダルをこぐ（ペダルの重さが漸増）またはハンドグリップ運動	・心エコーによる心機能評価 ・モニター心電図 ・血圧・脈拍数	運動負荷心エコー

※状況によって, 可能なら SpO_2 モニターも行う
※運動負荷心エコーとCPXを同時に行える医療機器もある（p.86参照）

2 到達するべき負荷目標を理解する（表2）

運動負荷心電図の目的

　まずCPXを理解する前に, 一般的なトレッドミルやエルゴメータを用いた運動負荷心電図検査を理解しておきましょう。これらの負荷心電図検査の目的は診断であり, 十分な心負荷に達しても12誘導心電図やバイタルサインに異常がないかをみる検査です。つまり, 負荷目標は「十分な心負荷」に到達することです。どこまでの負荷が「十分な心負荷」なのかは, それぞれの被検者の体力や心肺機能によって変わります。

CPXの目的

　一方, CPXの目的は何かというと, 最大限まで運動した際（症候限界性の運動といいます）の運動耐容能をみることにあります（他の目的の場合もあります）。具体的には, 症候限界に達した時の最高酸素摂取量（peak $\dot{V}O_2$）が最大の運動耐容能として測定され, 被検者の予後や治療判定, 診断に使用されます。つまり, 「症候限界に達する」ことが負荷目標になります。

表2 運動負荷の目的と負荷目標

	目的	目標
マスターダブル負荷心電図	特定の負荷に耐えられるか	年齢, 性別, 体重から負荷量計算
運動負荷心電図	心疾患の診断	十分な心負荷
CPX	運動耐容能の評価	症候限界性の運動負荷

3 それぞれの目的にあった目標値を理解する

試験の目的にあった目標を整理してきましたが，次に具体的な目標値をみていきましょう。

自覚症状（自覚的運動強度）から負荷量を見極める

単純ですが重要な方法として，症状から負荷量を測ることができます。自覚的運動強度（rating of perceived exertion；RPE）といい，代表的なものにはBorgスケール（20段階）や修正Borgスケール（modified Borg scale，10段階）があります。それぞれ，Borgスケールは17/20に達すること，修正Borgスケールは7/10に達することが負荷十分である条件としてよく使われます。

⚠ ここに注意！

症状には個性が出る

Borgスケールなど症状の指標を使うときの注意点としては，人によって症状の表現にばらつきがある点です。我慢強い人もいれば，負荷以上に症状を訴える人もいます。つまり，ほかの指標から明らかに限界であるのにRPEが低めの人もいれば，客観的にもまだ十分余裕がありそうなのにRPEが高めの人もいます。また，質問の仕方で変わることもあります。例えば，最大スケールや「かなりつらい」などがどのくらいの強度なのか，時間をかけて被検者としっかり共有することが，確実なスケーリングに求められます。

他覚的所見から負荷量を見極める

ほかにも，検査側からみて被検者が症候限界に達したことを判断する材料がいくつかあります。

①バイタルサインの変化から負荷量を判断する
- 心拍数が年齢別予測最大心拍数×0.85に達する［※予測最大心拍数は（220－年齢）がよく用いられる。×0.85だけではなく，×0.90も使われる］。
- ダブルプロダクト（double product；D.P.）が25,000に達する［D.P.＝収縮期血圧（mmHg）×脈拍数（bpm）］。

②呼気ガス分析から負荷量を判断する
- ガス交換比（二酸化炭素排出量/酸素摂取量）が1.10〜1.15に達する。
- 酸素摂取量が持続的に上がらない。

①バイタルサインの変化から負荷量を判断する

負荷心電図検査や運動負荷心筋シンチグラフィでは①がよく用いられます。これらの試験の目標は「十分な心負荷（＝十分な心筋の酸素消費需要）」がかかることで心筋虚血の有無（心筋の酸素不足）などを判断することです。①のD.P.は健常人における心筋酸素消費量と相関（r＝0.90）している[1]ので，虚血をみるという目的に合った目標になります。

24

> ⚠ ここに注意！
>
> ## 血圧や心拍数反応は人によってマチマチ
>
> ①の注意点としては，若年や高齢対象者の場合，血圧や脈拍が心負荷を十分反映しない可能性があることです。特に目標心拍数だけで負荷目標を決めるのは，やや心許ないように思えます。またD.P.に関しても，本来のカテーテル圧ではなく上腕血圧計で代用していることや，25,000という目標値に対するエビデンスが十分足りていないことも留意するべき点です。

②呼気ガス分析から負荷量を判断する

一方で，②のように，呼気ガス分析の結果を用いて，運動中の骨格筋の状態から症候限界を決める方法もあります。後述しますが，骨格筋内でのエネルギー代謝には酸素（O_2）と二酸化炭素（CO_2）が密接にかかわっています。例えば，有酸素運動レベルの比較的軽い運動下では，生化学上酸素消費量＞二酸化炭素排出量であるため，CO_2/O_2比（ガス交換比といいます）は1.00未満となります。一方で，高強度の運動下では，アシドーシスや乳酸産生によって多量のCO_2が呼気に排出され，酸素消費量を上回ります。これを利用して負荷の程度を推定します。具体的には，O_2と比較して1.10～1.15倍以上のCO_2が産生されていれば症候限界に近いとされており，つまりガス交換比が持続して1.10あるいは1.15以上であれば，症候限界まで施行できた証拠となります[2-4]。

もう一つ，②の重要な症候限界の所見は，負荷増加中にもかかわらず酸素消費量がずっと増加しないパターンです。心肺機能が負荷中に低下した場合にみられ，具体的には，心筋虚血出現，弁膜症の悪化，循環障害を起こす不整脈などによって心拍出量が低下した場合です。そのまま漫然と検査を続けると危ない所見で，症候限界と考えてもよいでしょう。それとは別に，心肺機能が保たれている場合は骨格筋エネルギー代謝の限界に達し，酸素摂取量がそれ以上増加しない現象（レベリングオフ，leveling-off）がみられることもあります。この両者は酸素摂取量がそれ以上増加しない点で似ており，その背景は生理的限界であるか病態的限界であるかの違いなので見分けることは重要なのですが，実際のデータからいずれかを判断することはしばしば難しく，ほかの情報と併せて判断することになります。

> ⚠ ここに注意！
>
> ## 知りたいのは骨格筋での消費。でも見ているのはあくまで呼気
>
> 呼気ガス分析を負荷量の目標値に使用する際にも注意点があります。呼気ガス分析はあくまで呼吸中のO_2やCO_2をみている（酸素摂取量：$\dot{V}O_2$，二酸化炭素排出量：$\dot{V}CO_2$）ため，真の測定値である筋肉でのO_2やCO_2量（酸素消費量：$\dot{Q}O_2$，二酸化炭素産生量：$\dot{Q}CO_2$）とは少し誤差が生じています。その問題に対応するため，移動平均などのデータ加工によって呼気ガス分析の結果を$\dot{Q}O_2/\dot{Q}CO_2$にある程度近づけることはできますが，それでも極端な呼吸変動［深呼吸，会話，いきみ，不規則呼吸，オシレーション（oscillation）など］は，その誤差を大きくする要因になってしまいます。
>
> また，下肢の骨格筋で交換されたO_2，CO_2の変化が肺に反映されるまでには，それなりの時間差も生じます。骨格筋と呼気ガスの時間のずれは，健常人であれば30秒未満ですが，心機能低下によって血液の運搬時間が延長するといわれています。それらが大きなずれを生じさせる一因にもなりえます。

お役立ち豆知識

時間のずれと一段階負荷試験

　時間のずれは，一段階負荷試験（定常負荷）を行うことで，立ち上がり時間（タウオン，τon）として呼気ガスで解析することができます。なお，ウォームアップ時の定常負荷では負荷量が少ないため，ウォームアップのτonは参考程度にはなります。

最大負荷以外が目的のときもある

　ここまではCPXの目標が症候限界（最大負荷）の場合について述べてきました。CPXでは，ほかにもさまざまな指標が得られます。例えば，中等度負荷で観察される嫌気性代謝閾値（AT）を測定することができます。

　ATとは，有酸素下主体で骨格筋が運動できる限界と定義されるのですが，これは最大の運動耐容能とは異なり「有酸素下での運動耐容能」といえます。AT以下の運動強度は，たとえ心肺機能障害のある患者であっても，安定したエネルギー産生のなかでの運動を意味するので安全です。これを用いて，リハビリテーション強度を決めたり，日常生活での運動制限にも利用されます。ATを求めることだけが目的であれば，ATと思われるところが観測された時点で終了するのではなく，少なくともガス交換比（R）＝1.00を持続的に確実に超えたことを確認してから終了することを筆者はお勧めします。測定中にATと思われた点が実際にはまだATではなかった，ということが十分起こりうるためです。

　検査者の大きな役割は，目的を理解し，それにあった目標（症候限界など）に達したかどうかを判断することです。医学論文でも，負荷目標をどう設定したのかは，得られるデータの信憑性にかかわる点なので重要な部分になります。

4 目標までどのように負荷をかけるのか

　目的によって負荷方法や負荷プロトコルが異なります。どの負荷を選択するべきかについての詳細は「Which？」の項（p.45）を参照してください。いずれにせよ，一気に負荷を上げるのではなく，一定スピードで負荷を上げ続けることで，再現性のある検査データが得られます。

5 呼気ガス分析とは何なのか，何が得られるのか

　CPXは呼気ガス分析を用いますので，運動中のさまざまな情報が得られます。国内で現在市販されている呼気ガス分析器を用いると，一呼吸ごとの換気量と呼吸数，酸素摂取量，二酸化炭素排出量が運動中に随時測定できます［「Where？」の項（p.33）参照］。具体的な活用としては，予後や治療効果などを推定するための「peak $\dot{V}O_2$」，安全な運動閾値を推定するための「AT」，診断や病態把握をするための「心肺機能評価」，などでよく使われます。肺−心臓−血管/血液−骨格筋のどこかでO_2運搬が障害されると酸素摂取量も低下

する（図1）ため，そのデータの推移を観察すれば，呼吸器系，心血管系，骨格筋系の運動反応を直接客観的に測定できるというわけです．

図1 Wassermanの歯車

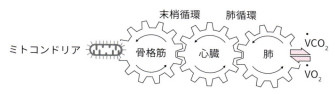

O_2やCO_2は，肺-肺循環-心臓-末梢循環-骨格筋という経路で運搬されます．その途中のどこかが障害されると，運搬自体に影響が出て，呼気ガスにもその変化が現れます．Wassermanの歯車はそれをコンパクトに表現したものになります

❓ これってなんで？

運動耐容能が酸素摂取量であるのはなぜ？

なぜ，運動耐容能を評価する話が酸素摂取量を測定する話になっているのでしょうか？
そもそも「耐容」という言葉は見慣れない・聞き慣れないかもしれませんが，運動耐容能は英語でexercise capacityまたはexercise toleranceとなります．どれだけの運動を容認できる能力があるか，をみる指標となります．つまりこの指標は，運動能力そのものをみているわけではないのです．

運動耐容能をパフォーマンス結果でみるか，ポテンシャルでみるか

ある例え話から考えてみましょう．ここに，坂道を自転車で登ろうとしている2人の健常者A氏，B氏がいるとします．2人は偶然にも握力や下肢筋力は同等で，心肺機能は正常です．しかし，A氏は小柄の肥満者でかつ自転車に乗るのに慣れていません．一方，B氏はA氏と体重は一緒ですが，背が高くスラリとした体格で自転車には慣れています．2人とも坂道を自転車で登るという目的は一緒ですが，小柄でやや太り気味のA氏は，サドルの高さ調節が合っていないのか足を大きく動かさなければペダルが回らず，加えて慣れていないためにハンドル操作にも力が入り，坂を登り切るころには想定以上にヘトヘトになっているかもしれません．一方で，体格に恵まれたB氏は，適切なサドルの高さで効率よく足でペダルをこぐことができ，余計な力も入れる必要なく登り切れるでしょう．しかし，これだけをみて本当にB氏のほうが運動耐容能がある，としてよいのでしょうか．どれだけの運動ができるかという運動能力でみてしまうと，運動センスなどの効率のよさや体格の違いも加味してしまいます．

心肺機能や骨格筋を評価するためには，運動の成功・不成功よりも，心肺機能や骨格筋力を使ってどれだけ強いエネルギーを作ることができたか，に着目したほうがよさそうです．その産生エネルギーと酸素消費量が，密接にかかわってくるのです．

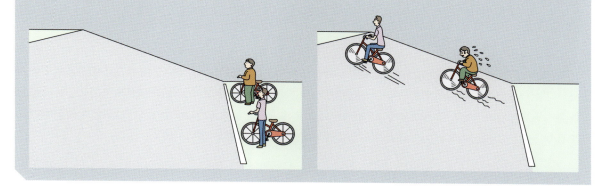

O_2と生体エネルギー論

　われわれ人間は，骨格筋でエネルギーを作り出すときに，アデノシン三リン酸（ATP）を利用しています。つまり，このATPが作用することで筋収縮が起こるのです。

💡 **お役立ち豆知識**

生きているだけでATPは絶えず消費している

　われわれは，いたるところで筋収縮を利用した生命活動を行っています。また，ATPは骨格筋の運動だけではなく生きていくために必須の物質で，われわれは生活で動いたり休んだりと行動が変わるため，ATP必要量も絶えず変化します。われわれ人間は，このATPを体内で合成するための経路をいくつかもっています（クレアチンリン酸系，有酸素系，解糖系など）が，詳しくは成書を参照してもらえればと思います。今はざっくりと，「ATPを作る速度と効率にそれぞれ違いがあり，場面ごとに使い分けている」と理解しておいてください。急に多量にATPが必要になる場面もあれば，量は多くないけれど持続的にATPが必要になる場面もあるので，それらにうまく対応しているということです。例えば，急に走り出した場合，O_2供給は追いついておらず，いったんO_2を必要としないクレアチンリン酸系がATPを産生してくれます。O_2を利用しないATP産生系を元に戻すためには後々O_2が必要ですが，その分のO_2量を酸素借（O_2 deficit）とよびます。

　本来ならこのエネルギー源であるATP消費量を測定したいところですが，技術的に困難です。しかし，ATP産生の際に，それ比例した量のO_2が引き換えに消費されるので，酸素消費量がわかればATPやエネルギー産生量がかなり正確にわかります。つまり，呼気ガス分析で酸素摂取量（$\dot{V}O_2$）を測定すれば，そのまま酸素消費量（$\dot{Q}O_2$），すなわちATP消費量やエネルギー産生量がおおよそ推定できるわけです。

❓ **これってなんで？**

なぜ酸素消費量を測定しないのか？

　実は酸素消費量（$\dot{Q}O_2$）を測定するためには，測定したい対象細胞群の入口（動脈）と出口（静脈）のO_2量の差分から，使われたO_2量を算出しなければなりません。これは血液採取を伴うため，運動中に行うには侵襲度が非常に高く，臨床現場では現実的ではありません。ここで，呼気ガスのO_2測定が使えます。われわれの体では，呼吸代償によって動脈内O_2（CO_2もですが）濃度が一定に保たれるように調整されているので，静脈内O_2濃度が低下しても，消費された分だけ肺で速やかに酸素摂取量が増えます。呼気ガスであれば侵襲度が低く，また持続的に測定可能です。

　Ramp負荷試験では，運動に必要なエネルギーが直線的に増加するようにプロトコルが組まれているので，酸素摂取量も直線的に増加するのが観察されます。産生できるエネルギーが限界を迎えると，酸素摂取量も最高値（peak $\dot{V}O_2$）を示します。「どれだけエネルギーを産生できるのか」ということを運動耐容能とするならば，この「peak $\dot{V}O_2$」が運動耐容能の指標の一つになるわけです。

❓ これってなんで？

O_2 で心拍出量も可視化できる⁉

酸素消費量は心拍出量とも密接にかかわっています。O_2 分子に対して Fick の原理を用いると，

$$酸素消費量（mL/min）＝心拍出量（L/min）× 定数^* × Hb（g/dL）× 10 × （大動脈血酸素飽和度〈\%〉－混合静脈血酸素飽和度〈\%〉）$$

（*：定数＝1.36 など）

と表され，これを用いて運動中の混合静脈血酸素飽和度から心拍出量が推定でき，さまざまな診断に利用できます。酸素摂取量がCPXで好まれる理由の一つになります。

💡 お役立ち豆知識

酸素摂取量の単位はどれ？

　酸素摂取量は1分間の酸素摂取量（mL）として算出され，mL/minで表されます。同じ人の酸素摂取量がその後どうなったか，変化を追って比較する場合にはこの単位を用いるとわかりやすいです。ただ他の人と比べるときには，体格に応じて使用するエネルギー量も変わるので，体重で割ったmL/min/kgがよく用いられます。特に医学研究では，よくこの単位が酸素摂取量（$\dot{V}O_2$）として用いられます。また，メッツ（METs；metabolic equivalents）という酸素摂取量の単位もあります。これは，安静時の酸素摂取量は約3.5 mL/min/kg前後（40歳，70 kgの白人男性）ですので，これを1メッツとして酸素摂取量を表現します。「安静時の何倍の運動エネルギー量相当か」という意味合いがあります。例えば，早歩きなどは大体4メッツ＝14 mL/min/kgに相当します。安静時の4倍のエネルギー消費量相当ということです。

　もともとCPXはトレッドミルで行われることが多かったという背景もあり，足に体重がかかって全身で運動していることを考えると，体重で割るmL/min/kgは酸素摂取量の標準化として妥当な単位でした。ただ，昔と違い機械技術の発展によって，近年ではエルゴメータを用いて酸素摂取量を測定することが主流になっています。全身というよりは下肢に頼った運動であり，さらに体重はサドルに座って預けているので，下肢の重さ以外はあまり運動に影響しません。測定の安全性や再現性からエルゴメータを用いた方法が好まれるようになったので，これまでと同じように体重で割った標準化がよいのかは，議論の余地がある部分ではあります。とはいえ，エルゴメータを用いた研究論文も蓄積されてきているので，いずれにしても予後推定などに十分な価値がある値であることに変わりはない，といってよいでしょう。

運動強度と CO_2 の関係を理解する

　二酸化炭素排出量はさまざまな要素によってその値が影響を受けるため，単独では解釈が難しいことも多いのですが，O_2 量と比較することで現在の生体反応がどうなっているかがわかるようになります。CO_2 の O_2 に対する比，つまり $\dot{V}CO_2/\dot{V}O_2$ をガス交換比（respiratory exchange ratio；RER，もしくは単純にratio；Rとも表記）といい，RERの理解は呼気ガス分析に必須レベルの知識になります。理解するには，先ほどの生体エネルギー論の話を別の視点から考えてみます。詳しくはII章でRERについての説明があるので，ここでは簡単に触れることにします。

　まず，安静時や軽い運動のときには，炭水化物（糖質）や脂質といったエネルギー基質からATP産生をしますが，O_2 1個に対して CO_2 は0.7～1個産生されます。しかし，ATを越えると O_2 不足によりATP産生過

程で乳酸が多量に生成され，一部がCO_2になって排出されます。O_2を使わずにCO_2が産生されるので，その比であるRERが急に1.0を超えます。RERはその後も上昇し続け，1.1～1.15にもなってくると，乳酸などによるアシドーシスも伴って症候限界に近くなります。このようにCO_2，ひいてはRERでエネルギー代謝がわかるので，運動負荷がどこまでかかっているかのよい指標になります（**図2**）。この値を随時確認して，運動負荷をどこまで上げ続けるのかを判断します。

図2 負荷試験における$\dot{V}O_2$，$\dot{V}CO_2$，およびRERの推移

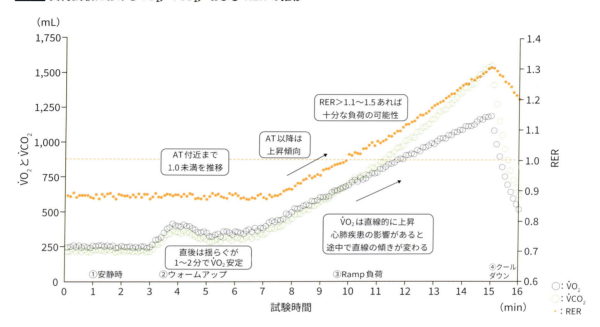

6 CPXは具体的にどのような検査なのか

さて，これまで運動負荷試験の目的に合った到達目標，呼気ガス分析でO_2とCO_2を測定する目的について説明してきました。ここからは具体的にCPXの流れをみていきましょう。詳しくはp.49から実際の場面に沿ってわかりやすく説明していますので，ここではこれまでの解説を復習する意味を含めて，簡単に理解していきます。

CPXは**図2**で示したように，4つのパートに分かれます。①安静，②ウォームアップ，③Ramp負荷，④回復期（クールダウン）です。実際はほかにも試験プロトコルがあるのですが，一番主流となっているのがエルゴメータを使ったこの4パート構成です。

①安静

負荷をかける前の被検者の状態，機器のチェックを行います。バイタルサイン・心電図が検査実施の許容範囲内であること，呼気ガスに異常値がないか（RERが0.7～1.0），などをチェックします。

②ウォームアップ（定常負荷）

次に，軽い負荷量で運動を開始します。ここで被検者には，主に神経を介して，安静状態から運動状態へ全身の心機能，肺機能，血管，骨格筋を調整する変化（エルゴリフレックスなど）が数秒で起こり始めます。その後，この身体の運動状態を維持するための調整が行われ，定常状態に向かって徐々に安定していきます。1～2分で安定することが多いです。

③Ramp負荷試験（漸増負荷）

3～4分のウォームアップを終えた後，Ramp負荷に移行します。機械制御によって1ワット（Watt；W）ずつ重さが調整できるようになっているので，Ramp負荷ではその患者に合わせたスピードでワット数を徐々に増加させていきます。Ramp負荷は8～12分で最大負荷に達するように調整するのが理想です。目標は症候限界，つまり少なくともRERが1.10を確実に超えるまで負荷をかけます。被検者が可能ならより強い負荷まで行い，そこを最大負荷としてRamp負荷を終了します。

④回復期（クールダウン）

最大負荷を終えた後，回復期に移行します。回復期では，急に運動を停止してしまうと血圧が急激に下がる被検者がいるため，場合によっては回復期前半にクールダウン，つまり軽い負荷で1～2分程度運動を続けてもらいます。観察項目としては，虚血性変化や不整脈が出現しやすいため，少なくとも3分間は心電図を測定します。もちろん，心拍数，血圧が基準値近くまで回復しなかったり，症状が消えない場合は観察を継続しましょう。

時間がかかる検査である

CPXは①～④の症候限界性プロトコルを行うと，安静～回復期まで測定時間だけでも20～25分はかかります。これに加えて，被検者入れ替わりや問診，検査機器装着，入念な試験概要説明などが加わります。マスクからの息漏れがないようにするマスク調整などを含めると，通常の運動負荷心電図よりも15分ほどは追加で時間がかかる検査になります。

7 リスク管理

運動負荷試験は被検者の急変リスクを常に考慮しなければいけません。負荷動作自体には慣れていると思いますが，日常生活ではなかなか経験しないほどの非常に強い負荷になります。そのため，事前の問診や情報などからでは想定できないような重大なイベントが発生する可能性もあります。主な合併症として具体的には，死亡，心筋梗塞，不整脈，血行動態不安定化，整形外科的損傷などが挙げられます。その頻度は，適切に管理された状況では非常にまれですが，それでも重篤な合併症（心筋梗塞や入院）は検査10,000件あたり1～5回，死亡は0.5回と報告されています[5]。別の報告によると，CPXでは死亡例はなく，非致死的な主要心血管系イベントの発生率は10,000件あたり4.5件でした[6]。日本での運動負荷試験全体

における事故率は，1997年の報告によると検査10,000件あたりの死亡事故率0.034，心筋梗塞発症0.129と諸外国の報告よりは少ない傾向でした[7]。

　患者背景によっても運動負荷試験のリスクは異なり，急変リスクが高い患者は一律に禁忌となります。相対的リスクの高い患者は，リスクとメリットをバランスよく考慮して検査をするのか判断することが重要です。このようなリスクから，例えば近年では虚血精査を目的とした運動負荷心電図の位置づけは下がってきており，他の画像検査などに代替される傾向にあります。

💡 お役立ち豆知識

クールダウンの重要性：リスク回避のために

　事故は最大負荷付近〜負荷後で起きやすいです。特に最大負荷を行った後は，副交感神経緊張，静脈環流量の急激な減少→血圧低下，徐脈や心室期外収縮（premature ventricular contraction；PVC）頻発→心拍出量低下などが起きやすくなるので，負荷直後における下肢運動（クールダウン）はそれを防止する効果が期待されています。運動によって下肢骨格筋を使用すると，筋収縮などによって下肢静脈が締め上げられ，心臓に還る血流（前負荷）を維持する効果があると考えられます。

　運動後の呼気ガス分析は回復期O_2時定数（τoff，T 1/2）が測定できますが，それ以外に得られる呼気ガス分析の情報が多くはないため，施設によっては負荷後は1分程度で呼気ガス装置を外し，問診を始めるところもあります。特に症状を訴えている場合は，早めにマスクを外すほうがよいでしょう。なお，最大負荷後1分待たずにマスクを外してしまうと，データの平滑化（移動平均）の際に支障が出てしまうことがあるので留意が必要です。

　また，クールダウンを行っても迷走神経反射によって失神した既往がある被検者は，そもそもの検査メリット・デメリットをしっかり検討する，最大負荷をやめる，クールダウンを長めにとったりクールダウン負荷量を強めにする（落ちつくまで十分に下肢骨格筋を使用してもらう），エルゴメータのサドルを最大まで下げて両足を曲げる（蹲踞姿勢をつくる），負荷直後は運動せず速やかにベッドに横になってもらう（モニターは必ず継続すること），などの対応が必要です。

文献

1) Kitamura K, Jorgensen CR, Gobel FL, et al. Hemodynamic correlates of myocardial oxygen consumption during upright exercise. J Appl Physiol. 1972; 32(4): 516-22.

2) Stickland MK, Neder JA, Guenette JA, et al. Using cardiopulmonary exercise testing to understand dyspnea and exercise intolerance in respiratory disease. Chest. 2022; 161(6): 1505-16.

3) Guazzi M, Arena R, Halle M, et al. 2016 focused update: clinical recommendations for cardiopulmonary exercise testing data assessment in specific patient populations. Eur Heart J. 2018; 39(14): 1144-61.

4) Balady GJ, Arena R, Sietsema K, et al.; American Heart Association Exercise, Cardiac Rehabilitation, and Prevention Committee of the Council on Clinical Cardiology; Council on Epidemiology and Prevention; Council on Peripheral Vascular Disease; Interdisciplinary Council on Quality of Care and Outcomes Research. Clinician's Guide to cardiopulmonary exercise testing in adults: a scientific statement from the American Heart Association. Circulation. 2010; 122(2): 191-225.

5) Arena R, Myers J, Williams MA, et al.; American Heart Association Committee on Exercise, Rehabilitation, and Prevention of the Council on Clinical Cardiology; American Heart Association Council on Cardiovascular Nursing. Assessment of functional capacity in clinical and research settings: a scientific statement from the American Heart Association Committee on Exercise, Rehabilitation, and Prevention of the Council on Clinical Cardiology and the Council on Cardiovascular Nursing. Circulation. 2007; 116(3): 329-43.

6) Keteyian SJ, Isaac D, Thadani U, et al.; HF-ACTION Investigators. Safety of symptom-limited cardiopulmonary exercise testing in patients with chronic heart failure due to severe left ventricular systolic dysfunction. Am Heart J. 2009; 158(4 Suppl): S72-7.

7) 武者春樹, 中村俊香, 國嶋友之 ほか. 運動負荷試験における事故に関する検討 −全国107施設調査結果−. 心電図. 1997; 17(1): 21-8.

A. 7Wでおさえておきたい運動負荷の基礎知識

5 Where？ 運動負荷試験はどこでやるのか？

加藤大志，谷口達典

ここがポイント

1. 心肺運動負荷試験（CPX）は，循環器専門医と，経験を積んだ臨床検査技師の2名以上で行う。
2. CPXは室温・気温が適切に保たれ，救急カートやストレッチャーなど，急変時に適切な対応ができるように準備された検査室で行う。
3. CPXには運動負荷用心電計，負荷装置（エルゴメータ，トレッドミル），呼気ガス分析器，自動血圧計が必要。

ここでは，運動負荷試験を行う際の環境面，医療装置について詳しく述べます。

1 実施可能な施設

以下に述べる条件，すなわち実施体制，検査室内環境・設備が整っていれば，病院でもクリニックでも運動負荷試験は実施可能です。しかし「Whom？」や「What？」の項で挙げられているリスクを考慮すると，入院施設のない医療施設で症候限界性の運動負荷試験を行う場合は，リスクの少ない患者に限って実施することが望ましいでしょう。

2 実施体制

検査者は，循環器専門医と心電図判読の経験を積んだ臨床検査技師の2名以上で行うことが想定されています。ある程度の経験が必要な理由は，急変時に臨床検査技師が行える医療行為は限られますし，機器トラブル対応は医療機器に精通した知識をもつ医療者が必要です。試験は運動負荷のための環境が整った検査室で実施し，必要な医療機器は，運動負荷用心電計，負荷装置（エルゴメータ，トレッドミル），呼気ガス分析器，運動負荷試験用自動血圧計です。ほかにも，安全に試験を実施するために，カルテ，急変時対応可能な機器，検査トラブル対応のための器具・用具，また被検者の着替え場所が必要です。

3 検査室の室内環境管理

室温，湿度はともに運動に影響するため，運動に最適な環境としては20〜25℃，湿度は40〜60%程度がよいとされます。暑かったり湿度が高いと，運動によって生じた体熱放散が追いつかず運動耐容能が低下し，心拍数も上がりやすくなります[1,2]。また，湿度は気道でのガス交換効率にも影響を与える可能性が

💡 お役立ち豆知識

高コストに見合った診療報酬を望んで

現在の心肺運動負荷試験の診療報酬は，2024年時点で2,120点です。

> D211 トレッドミルによる負荷心肺機能検査、サイクルエルゴメーターによる心肺機能検査　1,600点
> 注１…（中略）…
> 　3 運動療法における運動処方の作成、心・肺疾患の病態や重症度の判定、治療方針の決定又は治療効果の判定を
> 　　目的として連続呼気ガス分析を行った場合には、連続呼気ガス分析加算として、520点を所定点数に加算する。
> （令和6年 厚生労働省告示第57号，医科診療報酬点数表より一部抜粋）

　心肺運動負荷試験には高価な医療機器が多数必要であり，また1件ごとにかかる時間も長く，機器や検査室などの減価償却費，トータルの人件費も合わせるとコストは1件あたり20,000円前後とも，それを超えるともいわれていました。もちろん，検査数が多ければそれだけ1件あたりの医療機器代も減らせますので，施設によってこれはまちまちです。10年前までは合計1,000点に満たない診療報酬だったため赤字覚悟の検査でしたが，ここ10年で環境は大きく改善されました。

あります。逆に室温が低いと，熱放散どころか体温維持のためのエネルギー代謝が高まります。つまり，運動以外の酸素摂取量が増えることになります。また，室温が低いと，不整脈が誘発されやすくなるとも報告されています。データを比較する場合には，同じ環境下で行っていることが求められます。

　室内は常時換気を行っておくことも大事な要素です。換気が悪いと衛生面でもよくありませんが，運動中は特に被検者などの活動によって室温のガス組成，温度，湿度が変わってしまう可能性があるので，呼気ガス分析の結果にも悪影響を及ぼします。十分な室内換気下で行いましょう。

　特殊な例ですが，気圧の影響もあります。標高1,600mでの運動耐容能は軽度（5%）低下するといわれています[3]。大型台風など強い低気圧帯が近づいてきたときには，もし呼気ガス分析を実施するとしても，解釈に注意が必要です。

4 室内設備

　「What？」の項（p.22）でも述べましたが，症候限界性の運動負荷試験を行うと，まれながら一定のリスクがあります。非常にリスクの高い被検者に限ると，心室細動や心室頻拍といった致死的不整脈を既往とする患者では，検査あたり2.3%の頻度で医療介入（除細動，静注投与，心肺蘇生術）の必要な合併症を伴ったという報告もあります[4]。われわれは検査適応に十分気を配り，検査中も各モニターに注目を払い続ける必要があります。

　それでも実際に医療介入が必要な場面に遭遇することもあるので，十分な環境を整えておく必要があります（表1，2，図1）。スタッフは一次救命処置（basic life support；BLS）［可能であれば二次心肺蘇生法（advanced cardiovascular life support；ACLS）］の復習を怠らないようにしましょう。定期的にシミュレーショントレーニングを行うとよいと思います。負荷装置からストレッチャーまでの患者移動をスムーズに行えるか確認しましょう。心電計から心電図リードを引っ張れば届くような範囲までストレッチャー

が入れるのが理想です．また，ペダルにかけた被検者の足が，有事にはペダルから抜けるようにしておくことが重要です．応援スタッフの呼び方も確認しましょう．患者を中心として物理的に救急器具の出し入れは可能か，ストレッチャー周囲のスペースを確認しましょう．心電図モニターをつけたストレッチャーがスタッフとともに通れるかどうか，動線を確認しておきましょう．

表1 救急機器類（一例）

救急蘇生用	・除細動器 ・バッグバルブマスク ・酸素ボンベ ・挿管セット ・吸引装置 ・点滴セット ・ポータブル心電図モニター
状態悪化用	・ストレッチャー（できれば室内に常備） ・ガーグルベース ・ニトリル手袋 ・エアウェイ ・酸素投与器具（鼻カヌラ，フェイスマスク）
検査トラブル対応用	・ピッチ音がなる装置 ・電極トラブル用（アルコール綿，生体ヤスリ，生体用被膜スプレー） ・タオル ・室内着替え上下

※定期点検を忘れずに行うこと

表2 救急薬剤（一例）

昇圧剤	・アドレナリン注 ・ノルアドレナリン注 ・ドパミン注 ・ドブタミン注 ・イソプロテレノール注	硝酸薬	・ニトログリセリン注 ・ニトログリセリン舌下剤
抗不整脈薬	・リドカイン注（緊急用） ・アミオダロン注（緊急用） ・アトロピン注 ・ベラパミル注	その他	・ミダゾラム注 ・ジアゼパム注 ・フェノバール注 ・ステロイド注 ・生理食塩液 ・5％ブドウ糖液 ・50％ブドウ糖注
降圧薬	ニフェジピン注		

※定期的な見直しを忘れずに行うこと

図1 当院での検査室レイアウト

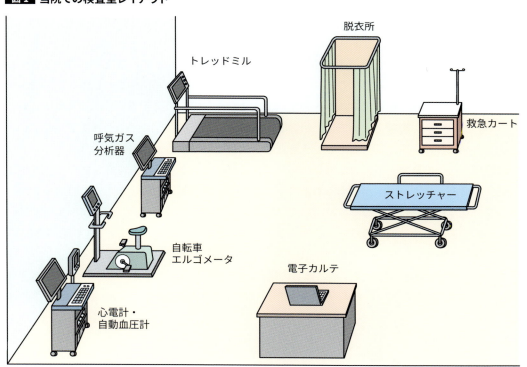

5 運動負荷に必要な医療機器

　運動負荷試験に用いる医療機器は大きく分けて，運動負荷用心電計，負荷装置（エルゴメータ，トレッドミル），呼気ガス分析器，自動血圧計（SpO_2モニター）の4つがあります（**図1**）。

運動負荷用心電計

　最近の心電計は，負荷装置や自動血圧計，呼気ガス分析器と連動しており，すべての設定を心電計で一括制御できるようになっています。連動していないと，心電計を操作すると同時に，血圧計，運動負荷装置，呼気ガス分析器のほうも素早くマニュアルで操作する必要があるため，どうしてもヒューマンエラーが多くなりますし，各機器の検査記録にやや時間のずれが生じる場合があります。

負荷装置：エルゴメータ

　エルゴメータの利点は，運動に必要なエネルギーがペダルのワット数によってかなり正確に設定できることです。つまりペダルが，エネルギー仕事率の単位であるワット（W）で制御されるため，運動エネルギーと比例する測定値である酸素摂取量の増加を負荷によってコントロールすることができます。例えば，10W分ペダルを重くすると，10W分だけ下肢の酸素消費量が増えるわけです。20W，30W分だけ増やせば，酸素消費量も10W増加時の2倍，3倍分だけ増加するわけです。こぎ始めこそ酸素消費量は体格などに影響されますが，ワット数の増加分は体格にあまり依存しません。もし酸素摂取量が思ったより増加しないなら，なんらかの疾患によって障害されている可能性が高いでしょう。同じワット数として他の被検者間で比較することができるわけです。逆にワット数が正確でないと，こういった呼気ガス分析やデータ比較にも影響するので，メーカーメンテナンスは定期的に行う必要があります。

　効率よくペダルをこぐためには，サドルの高さをこぎやすい高さに調整し，適度な回転スピードでこぐとよいです。特に回転スピードは50〜70rpmくらいがよいように思われます。あまりに遅いとペダルが回しにくいためエネルギー効率が悪くなりますし，あまりに速いと上半身運動も加わり余計なエネルギーを使ってしまいます。せっかく必要エネルギーを管理できる装置なので，影響のある回転スピードもしっかり管理したいところです。機種によっては，目の悪い人や高齢者には回転スピード画面が見にくい場合もあります。その場合は，一定のリズムでピッチ音がなる装置を併用するとよいでしょう。

　ハンドルは被検者ごとに調整することはありませんが，身長が高い方，低い方は要注意です。低めに設定すると，最大負荷あたりでハンドルを握った上腕をふんだんに使ってこぐことができてしまいます。下肢運動が主体ではなくなってしまうので，ハンドルは胸辺りかそれよりやや低い位置がよいように思います。ハンドルが高すぎると握る腕が疲れてしまいます。エルゴメータの形によるので，低すぎず高すぎず，適切な位置に調整しておきましょう。また，関係してくるのがSpO_2モニタークリップです。クリップは指につけますが，ハンドルを握る力が強すぎると該当の指への血流が途絶え，正確に測定できません（かなり低く出ます）。握り方にも影響されますが，そういった握りやすさも考えたハンドル位置が，ちょうどよい高さになります。

お役立ち豆知識

実際には正確ではないワット数

エルゴメータはワット数でペダルの重さが制御されています。一定のワット数を維持するため，速く回せばそれだけペダルは軽くなり，遅く回すとそれだけ重くなることで，下肢の行う仕事量が一定（＝Wが一定）に設計されているというわけです。

と，理想はそうなのですが，実際はそうならない場合もあります。それは低いワット数の場合と，止まった状態から動かす場合です。実はエルゴメータの機種によっては低いワット数に対応していません。特に20W以下は正確性に欠ける場合があります。つまり，ウォームアップの0W/10Wに対応していない場合があります（心電計側では数字の上では設定できてしまうことがあるので要注意です）。また，回転数が極端に遅いと，想定しているワット数より高い仕事量が必要になることがあります。特にこぎ始めなどは設定以上に強い力が必要な機種があるので，下肢筋力の弱い被検者はこぎ始めだけサポートする必要が出てくるかもしれません。さらに，疲労とは別の理由でこぐのを一瞬止めてしまった場合に，あまりのペダルの重さに運動再開できない方もいます。サドルが合わないため座っている位置を調整するときに足を止めてしまって，というのをよく経験します（サドル位置は大事です）。

エルゴメータのワット数が正確でないと，ウォームアップ〜Ramp負荷開始初期の呼気ガス分析が想定よりも緩やかだったりします。まずはメーカーに確認してみましょう。

しかし，心臓リハビリテーションに運動負荷試験の結果を応用する場合，リハビリに使用しているエルゴメータのほうもワット数が正確ではない場合があるので，ワット数の精度をどこまで追いかけるかは，どこまで厳密に患者管理をする必要があるか，との相談になるでしょう。

負荷装置：トレッドミル

トレッドミルの利点は，普段から被検者が慣れている歩行（走行）という運動方法なので，より自然な負荷に対する反応を調べることができます。しかし，最大負荷付近では転倒リスクが高くなるため，被検者選択は慎重に行う必要があります。

トレッドミルは傾斜と速度で負荷量を設定します。傾斜と速度を用いた酸素摂取量の予測式があるので，それを利用してRamp負荷，つまり直線的漸増負荷になるよう，1分ごとに傾斜と速度を調整する方法が使用されます。トレッドミルは自重が足にかかることや，検査者によって傾斜・速度がさまざまなので負荷量を定量化できず，被検者間での比較が難しくなることもあるのが難点です。

トレッドミルのメンテナンスはこの2つ，つまり「傾斜」が正しいか「速度」が正しいかをみますが，いずれも視認可能なので校正しやすいのも特徴です。

呼気ガス分析器（表3）

呼気ガス分析器は3つのパラメータを持続的に測定できるよう設計されています。3つのパラメータとは，O_2濃度，CO_2濃度，呼吸フロー（流速）です。これが時系列データとして記録（機種によりますが，およそ

表3 測定方法の種類

呼吸フロー	・熱線流量計 ・ニューモタコ式（差圧流量計）ほか
O_2センサ	・ジルコニア式酸素計 ・ダンベル式酸素計（ガルバニ式酸素計）
CO_2センサ	・超音波式酸素計 ・赤外線吸収式二酸化炭素計

500Hz＝1/500秒ごとの信号データを記録可能）されているので，そこには被検者の特性がさまざまに現れます。時系列データとして身近なものでいえば，例えば心電図は心臓の電位という一つのパラメータを

持続的に測定しています(実際には三次元的な電位変化をみているので,一つのパラメータというと語弊がありますが)。その1種類のパラメータの時系列変化をみるだけで,不整脈,狭心症/心筋梗塞,心肥大,さまざまな情報がわかります。それが呼気ガス分析器では,3種類のパラメータの時系列データで運動負荷に伴う変化を見ようというわけですから,膨大な情報が得られます。これまでの数多の医学研究により,さまざまな生理学的あるいは病態的反応と,運動負荷試験の時系列データとの裏付けがされてきてはいますが,まだ解明されていない部分が多いように筆者は感じています。

さて,これら3つの値は,条件が変わると測定値に誤差が生じるほど,どれも繊細な測定方法です。日々の環境変化でも影響を受けるので,毎日の校正が望まれます。ガス濃度のメンテナンスは,採取された呼吸ガスがガス濃度計まで到達する時間,ガス濃度計の応答時間のラグ,これらを校正することでO_2濃度/CO_2濃度の精度を保ちます。流量計のメンテナンスは,オフセット校正(無風状態を計測)および定容量の流量校正器で感度校正を行います。詳細な手順はp.49で確認してください。これらの値の安定には,事前に機械のエイジングを行うことも必要です。30分前には呼気ガス分析器の電源をオンにしておきましょう。それでも劣化などにより誤差が生じる場合もあるので,人工肺を用いたメーカーメンテナンスも誤差管理のために重要です。

自動血圧計

運動負荷によって起こるノイズに対応するため,マイク性能や心電図同期などで血管音をより確実に拾えるように設計された,運動負荷試験用の自動血圧計を用いることが望ましいです。装置によってはイヤホンで血管音を聞けるものもあるので,血圧値に違和感のある場合は直接耳で血管音を聞いて血圧が正しいか確認する効果的です。また場合によっては,スペアのポータブル血圧計を別に使ってみるのもよいかもしれません。メーカーによってマンシェットの材質や血圧アルゴリズムが違うので,別の機種のほうが相性がよい場合もあります。血圧が測定できない状態が続けば,運動負荷試験は中止せざるをえません。複数の手段で迅速にトラブルシューティングできるように準備しておきましょう。

6 医療機器以外の設備

着替えるスペース

着替えスペースを複数箇所用意しておくと,被検者の入れ替えがよりスムーズに行えます。また,着替えのスペースに上(下)の室内着を用意しておくと,例えばワンピースで来てしまった人など,服装によるトラブルに素早く対応することができます。

特殊な状況下での感染予防

2020年より全世界で流行したCOVID-19の状況下では,医療検査者の安全を確保するために,特殊な換気設備や仕切りを備える施設もありました。もちろん検査者の安全が最優先されますので,当時の米国学会が声明を発表したように,基本的には検査の延期が望ましいと思われますが,メリットとデメリットを検討したうえで,何らかの対策を講じて試験を行う必要があるかもしれません。

> 💡 **お役立ち豆知識**

呼気ガス分析器の種類（図2）と歴史

　コンピュータ技術の発達によって，現在は高精度に呼吸フロー，O_2濃度，CO_2濃度を測定できるようになりました。一呼吸ごとに値が測定できるこのサンプリング技術は，ブレス・バイ・ブレス法（breath by breath method）とよばれます。この技術により，1回ごとの呼吸の特徴である呼気終末期O_2，CO_2（ETO_2，$ETCO_2$）や，呼吸数，吸気時間などを同時にとらえられるようになりました。それと同時に不規則な呼吸変動も観察されるようになり，データ平滑化処理の一つである移動平均（時間移動平均または呼吸移動平均）を行うことで，つまりデータを平均値でみることでこの問題に対処し，解析するようになりました。

　比較的安価な呼気ガス分析器として，呼気ガスを蛇腹を通して直接呼気ガス分析器に送り込んで測定するミキシングチャンバー法（mixing chamber method）を採用した分析器もあります。しかし，一定時間の呼気を貯めて（chamber）撹拌して（mixing）から測定するその方式では，かなり時間差が生じるため，絶えず負荷環境が変わる漸増負荷試験をリアルタイムで捉えるにはやや不向きです。

　コンピュータ技術がここまで発達していなかったころは，ダグラスバッグとよばれる大容量の特殊な袋にすべての呼気を回収して測定していました。つまり，一定時間ごとにダグラスバッグを新しいものに交換して，運動負荷ごとの呼気ガスの時間経過を追っていたのです。負荷時間が長引けば，それだけ数多くの膨れ上がったダグラスバッグを抱えて，検査後に一つひとつ質量分析計やガスメータで測定していました。今は運動負荷試験で使われているのは見かけませんが，現在でも質量分析計は精度が高いため，基礎代謝や呼吸商などを測定するときに呼気ガスを集める方法として，ダグラスバッグの使用は可能です。

図2 呼気ガス分析の種類

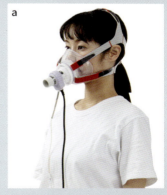 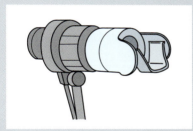 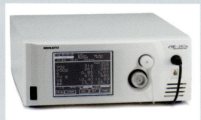

a：ブレス・バイ・ブレス法［左…フェイスマスク（フリーフィットマスク「FFM-100」ミナト医科学社），中…マウスピース，右…分析器（肺運動負荷モニタリングシステム「AE-310S」ミナト医科学社）］

（次ページに続く）

図2 呼気ガス分析の種類（続き）

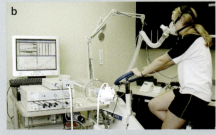
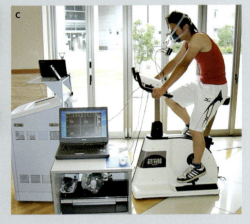
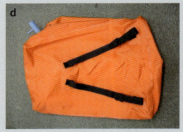

b：ミキシングチャンバー法（RSBC003運動生理学メタボリックシステム，バイオリサーチセンター社）。蛇腹で全呼気を回収し，写真中央のミキシングチャンバーから呼気ガスを分析します。Breath by breathよりも測定値が安定します

c：質量分析器（ARCO-2000，アルコシステム社）。写真左端のボックス型装置。ここではbreath by breathシステム内で使用されています

d：ダグラスバッグ法。ダグラスバッグを用いて全呼気ガスを回収し，1バッグずつ質量分析器やほかのガスアナライザなどで呼気ガス分析することも可能です

（a：左・右…ミナト医科学株式会社，b：バイオリサーチセンター株式会社〈https://product.brck.co.jp/maker/a/adinstruments/metabolicsystem〉，c・d：有限会社アルコシステム，各社より許可を得て転載）

文献

1) Claremont AD, Nagle F, Reddan WD, et al. Comparison of metabolic, temperature, heart rate and ventilatory responses to exercise at extreme ambient temperatures (0 degrees and 35 degrees C.). Med Sci Sports. 1975; 7(2): 150-4.
2) Dimri GP, Malhotra MS, Sen Gupta J, et al. Alterations in aerobic-anaerobic proportions of metabolism during work in heat. Eur J Appl Physiol Occup Physiol. 1980; 45(1): 43-50.
3) Wasserman K, Hansen JE, Sue DY, et al. Normal values. Principles of Exercise Testing and Interpretation. 5th ed. Philadelphia. Lippincott Williams & Wilkins, Wolters Kluwer; 2011. p154-78.
4) Young DZ, Lampert S, Graboys TB, et al. Safety of maximal exercise testing in patients at high risk for ventricular arrhythmia. Circulation. 1984; 70(2): 184-91.

I 運動負荷試験の実施方法

A. 7Wでおさえておきたい運動負荷の基礎知識

6 Whom？ どのような患者に運動負荷試験を行うのか？ やってはいけないのか？
― 運動負荷試験の適応と禁忌 ―

関 知嗣

ここがポイント

1. 心肺運動負荷試験（CPX）は，冠動脈疾患，弁膜症（手術適応の決定），心不全（運動耐容能評価），心疾患・肺疾患の鑑別などさまざまな疾患に対して行われる。
2. CPXは，運動によって急激に病態が悪化するリスクの高い患者には行うべきではない。

 1 どのような患者に運動負荷試験を行うのか？

安定冠動脈疾患（表1）

安定冠動脈疾患に対する運動負荷心電図は，十分な運動が可能な患者に対する診断，重症度評価，予後予測，治療効果の判定などに広く利用されてきました[1]。

表1 安定冠動脈疾患に対する運動負荷試験の適応

- 検査前確率が中等度以上の患者に対する負荷イメージング
- 冠動脈CTで結論が得られない患者に対する負荷イメージング
- 検査前確率が低い（＜5％）患者の除外目的の運動負荷心電図

しかし，運動負荷心電図の診断精度は，画像検査を併用した負荷イメージング（負荷心筋シンチグラフィ，負荷MRIまたは負荷エコー）や冠動脈CTと比べて不十分であることから，最近のガイドラインでは検査前確率が低い（＜5％）患者に対する除外目的を除いて，負荷イメージングを伴わない運動負荷心電図は推奨されなくなりました。

検査前確率が中等度以上の患者に対しては，感度や特異度の高い負荷イメージングや冠動脈CTが推奨されています。冠動脈CTで結論が得られない場合も負荷イメージングのよい適応です[2]。

弁膜症における手術適応の決定

大動脈弁狭窄症，大動脈弁閉鎖不全症，僧帽弁閉鎖不全症，僧帽弁狭窄症などの弁膜症では，重症度と臨床症状や臨床所見が合致しないことがあります。これらの弁膜症患者に対する運動負荷試験は，重症にもかかわらず自覚症状が軽度または無症状の場合，逆に症状の割に弁膜症がそれほど重症ではない場合に，運動負荷による有意な弁膜症の誘発や手術適応の判定を目的として行われます（**表2**）。

ただし，超重症（血流速度＞5.0 m/sec，平均圧較差＞60 mmHg，または弁口面積＜0.6 cm^2），左室収縮力の低下（LVEF＜50％），重度の肺高血圧（収縮期肺動脈圧＞60 mmHg）を伴う大動脈弁狭窄症患者などに

関しては，無症状であっても運動負荷は行うべきではありません。

後の章で詳しく解説しますが，弁膜症に対する運動負荷では，負荷時の重症度や血行動態の変化を確認できる運動負荷エコーが主に用いられています[3]。

表2 弁膜症に対する運動負荷試験の適応

- 弁膜症は重症だが無症状の患者
- 無症状かつ左室収縮力の保たれた大動脈弁狭窄症の患者
- 症状があるが弁膜症が軽度な患者の血行動態を評価するための運動負荷エコー

心不全および心臓リハビリテーションにおける運動耐容能の評価

心不全患者に対する運動負荷試験，特に心肺運動負荷試験（CPX）は，運動耐容能の評価，運動処方，心臓移植や植え込み型人工補助心臓などの高度な治療の適応判定を目的として行われます[4]（**表3**）。CPXで得られる指標のうち，最高酸素摂取量（peak $\dot{V}O_2$），嫌気性代謝閾値（AT），$\dot{V}E/\dot{V}CO_2$ slopeなどは，心不全における重症度や予後予測における重要な因子です。また6分間歩行試験も，特殊な機器を必要としないことから，心不全患者の運動耐容能評価法として広く用いられています[5]。

心臓移植の適応の決定の際には，主観的な自覚症状 [New York Heart Association（NYHA）心機能分類III度以上] とともに，客観的な運動耐容の低下（peak $\dot{V}O_2$ < 14 mL/kg/min，% peak $\dot{V}O_2$ < 50%，$\dot{V}E/\dot{V}CO_2$ slope > 35）が用いられています。CPXの実施が困難な場合，6分間歩行距離 < 300 mも参考所見として用いられます[6]。

表3 心不全に対する運動負荷試験の適応

- 重症心不全における心臓移植や植え込み型補助人工心臓などの適応判断
- 運動耐容能の評価
- 運動処方の作成

労作時の息切れや運動耐容能低下の原因の鑑別

心疾患と肺疾患を合併している患者などでは，労作時の息切れが心疾患によるものかそれとも肺疾患によるものか，それとも他に原因があるのか，呼吸機能検査や心エコー，CTなど，他の検査では判断が難しい場合があります。その場合にはCPXが鑑別に有用です[7,8]。

間歇性跛行を呈する下肢末梢動脈疾患患者（表4）

間歇性跛行のある下肢末梢動脈疾患患者の跛行症状や歩行距離（疼痛出現距離，最大歩行距離）の評価を目的として，トレッドミルによる運動負荷試験が用いられます。また，跛行症状があるのに安静時の

表4 下肢末梢動脈疾患に対する運動負荷試験の適応

- 跛行症状がはっきりしない場合
- 歩行距離（疼痛出現距離，最大歩行距離）の評価
- 跛行症状はあるが安静時ABIに異常を認めない場合

ankle-brachial index（ABI）が正常な場合，運動負荷後のABI測定およびABI回復時間の測定を行います。速度2.4～3.5 km/h，傾斜角10～12%で最長5分間の負荷を行い，ABIが20%以上，または足関節血圧が20 mmHg以上低下した場合を異常と判定します[9]。

非心臓手術の術前

「2022年改訂版 非心臓手術における合併心疾患の評価と管理に関するガイドライン」によれば，非心臓手術前の運動負荷試験が，術後の死亡リスクを低下させたり，リスクスコアを用いた術前リスク評価の精度を向上させたりすることを明確に示した研究は現時点では存在しないため，ルーチンでの運動負荷試験の

施行は推奨されません。一方，患者自己申告で運動耐容能が不明な場合に限っては，運動負荷試験による運動耐容能の評価を考慮してもよいとされています[10]。

その他

肥大型心筋症は左心室に15 mm以上（家族歴がある場合は13 mm以上）の肥大を認める疾患で，左室流出路に30 mmHg以上の圧較差を認める場合を閉塞性肥大型心筋症とよびます。肥大型心筋症の患者に対しては運動中の血圧変化や運動耐容能の評価を目的とした運動負荷試験，および安静時に有意な圧較差を認めない閉塞性肥大型心筋症患者に対して運動負荷エコーを行います[11]。

カテコラミン誘発多形性心室頻拍，先天性QT延長症候群などの比較的まれな不整脈において，不整脈や突然死のリスク評価を目的として運動負荷心電図を行うことがあります[12]。

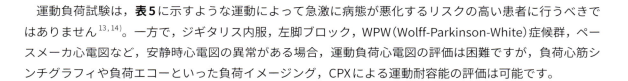

運動負荷試験は，表5に示すような運動によって急激に病態が悪化するリスクの高い患者に行うべきではありません[13,14]。一方で，ジギタリス内服，左脚ブロック，WPW（Wolff-Parkinson-White）症候群，ペースメーカ心電図など，安静時心電図の異常がある場合，運動負荷心電図の評価は困難ですが，負荷心筋シンチグラフィや負荷エコーといった負荷イメージング，CPXによる運動耐容能の評価は可能です。

表5 運動負荷試験の禁忌

・急性冠症候群または高リスクの不安定狭心症
・発症から2日以内の急性心筋梗塞
・コントロール不良の心不全
・心室頻拍，完全房室ブロックなどの重症致死性不整脈
・症候性重症大動脈弁狭窄症
・重症（圧較差＞90 mmHg）閉塞性肥大型心筋症
・＞200/110 mmHgの重症高血圧
・急性肺塞栓症，急性心筋炎/心膜炎，急性大動脈解離などの急性疾患

（文献13を参考に著者作成）

💡 お役立ち豆知識

安定冠動脈疾患の診断に運動負荷心電図はなぜ推奨されなくなったのか？

　本文でも述べましたが，少し前まではわが国のガイドラインでも運動可能で心電図異常のない安定冠動脈疾患患者に対する診断目的の検査として，運動負荷心電図は強く推奨されていました（推奨クラスＩ）[1]。

　ところが，2019年に改訂されたヨーロッパのガイドラインでは「運動負荷心電図は画像検査と比べて診断精度が低いため，画像検査を行うことができない場合にのみ運動負荷心電図を行ってもよい」と，運動負荷心電図を推奨しなくなりました[15]。2022年にわが国で発表されたガイドラインでも，運動負荷心電図は検査前確率が低い患者の除外目的のみに推奨されています[2]。ちなみにアメリカでは「心電図が評価可能で運動耐容能の保たれた患者には運動負荷心電図を考慮してもよい」（推奨クラスⅡa）とされています[13]。

　負荷イメージングや冠動脈CTが広く普及したことによって，安定冠動脈疾患の診断を目的とした運動負荷心電図は役割を終えつつありますが，運動耐容能や予後の評価を目的とした運動負荷試験は，今後ますます重要視されていくことが予想されます。

文献

1) 日本循環器学会. 慢性冠動脈疾患診断ガイドライン（2018年改訂版）.（https://www.j-circ.or.jp/cms/wp-content/uploads/2018/10/JCS2018_yamagishi_tamaki.pdf. 2024年4月時点）

2) 日本循環器学会. 2022年JCSガイドラインフォーカスアップデート版 安定冠動脈疾患の診断と治療.（https://www.j-circ.or.jp/cms/wp-content/uploads/2022/03/JCS2022_Nakano.pdf. 2024年4月時点）

3) 日本循環器学会/日本胸部外科学会/日本血管外科学会/日本心臓血管外科学会. 2020年改訂版 弁膜症治療のガイドライン.（https://www.j-circ.or.jp/cms/wp-content/uploads/2020/04/JCS2020_Izumi_Eishi.pdf. 2024年4月時点）

4) 日本循環器学会/日本心不全学会. 急性・慢性心不全診療ガイドライン（2017年改訂版）.（https://www.j-circ.or.jp/cms/wp-content/uploads/2017/06/JCS2017_tsutsui_h.pdf. 2024年4月時点）

5) 日本循環器学会/日本心臓リハビリテーション学会. 2021年改訂版 心血管疾患におけるリハビリテーションに関するガイドライン.（https://www.j-circ.or.jp/cms/wp-content/uploads/2021/03/JCS2021_Makita.pdf. 2024年4月時点）

6) 日本循環器学会. 2016年度版 心臓移植に関する提言.（https://www.j-circ.or.jp/cms/wp-content/uploads/2020/02/JCS2016_isobe_h.pdf. 2024年4月時点）

7) 前田知子. 運動負荷検査室の環境と機器. CPXポケットマニュアル. 伊東春樹 編. 東京: 医歯薬出版; 2020. p117-29.

8) American Thoracic Society; American College of Chest Physicians. ATS/ACCP Statement on cardiopulmonary exercise testing. Am J Respir Crit Care Med. 2003; 167 (2): 211-77.

9) 日本循環器学会/日本血管外科学会. 2022年改訂版 末梢動脈疾患ガイドライン.（https://www.j-circ.or.jp/cms/wp-content/uploads/2022/03/JCS2022_Azuma.pdf. 2024年4月時点）

10) 日本循環器学会. 2022年改訂版 非心臓手術における合併心疾患の評価と管理に関するガイドライン.（https://www.j-circ.or.jp/cms/wp-content/uploads/2022/03/JCS2022_hiraoka.pdf. 2024年4月時点）

11) 日本循環器学会/日本心不全学会. 心筋症診療ガイドライン（2018年改訂版）.（https://www.j-circ.or.jp/cms/wp-content/uploads/2018/08/JCS2018_tsutsui_kitaoka.pdf. 2024年4月時点）

12) 日本循環器学会/日本不整脈心電学会. 2022年改訂版 不整脈の診断とリスク評価に関するガイドライン.（https://www.j-circ.or.jp/cms/wp-content/uploads/2022/03/JCS2022_Takase.pdf. 2024年4月時点）

13) Writing Committee Members; Gulati M, Levy PD, Mukherjee D, et al. 2021 AHA/ACC/ASE/CHEST/SAEM/SCCT/SCMR Guideline for the evaluation and diagnosis of chest pain: a report of the American College of Cardiology/American Heart Association Joint Committee on Clinical Practice Guidelines. J Am Coll Cardiol. 2021; 78 (22): e187-e285.

14) Fletcher GF, Ades PA, Kligfield P, et al.; American Heart Association Exercise, Cardiac Rehabilitation, and Prevention Committee of the Council on Clinical Cardiology, Council on Nutrition, Physical Activity and Metabolism, Council on Cardiovascular and Stroke Nursing, and Council on Epidemiology and Prevention. Exercise standards for testing and training: a scientific statement from the American Heart Association. Circulation. 2013; 128 (8): 873-934.

15) Knuuti J, Wijns W, Saraste A, et al.; ESC Scientific Document Group. 2019 ESC Guidelines for the diagnosis and management of chronic coronary syndromes. Eur Heart J. 2020; 41 (3): 407-77.

A-7 | Which ?　どの運動負荷試験を行うのか？

I 運動負荷試験の実施方法

A. 7W でおさえておきたい運動負荷の基礎知識

Which ?　どの運動負荷試験を行うのか？

関　知嗣

ここがポイント

1. 運動負荷試験では主に，トレッドミル，自転車エルゴメータを用いる。
2. 運動負荷と画像検査を組み合わせた負荷心筋シンチグラフィ，負荷心エコーも行われている。

　運動負荷試験には，運動負荷の方法（トレッドミル，自転車エルゴメータ，その他），画像検査の有無（負荷心筋シンチグラフィ，負荷心エコーなど），呼気ガス分析の有無（心肺運動負荷試験）によって，いろいろな方法があります。本項ではそれぞれの方法の特徴について説明します。

負荷方法による分類

　運動負荷試験に用いられる負荷装置にはトレッドミルと自転車エルゴメータがあります。ここではそれぞれの大まかな違いについて説明するとともに，それ以外の運動負荷の方法として，マスター法と6分間歩行試験についても説明します。

トレッドミル

　トレッドミル（**図1**）はいわゆるランニングマシンを用いた運動で，長所は被検者が日頃慣れている歩行での負荷を行える点です。欠点は転倒の危険性があることなどが挙げられます[1,2]。

　トレッドミルでは，決められたプロトコルに従って歩行速度と傾斜角度を段階的に増加する漸増式多段階負荷を用いて，患者の運動耐容能を評価できます。**表1**のように歩行速度と傾斜角度を3分ごとに段階的に増加させるBruceプロトコルが広く用いられています。開発者のRobert A. Bruce先生（1916-2004）は，従来の一段階負荷に代わり現在の主流である多段階負荷のBruceプロトコルを普及させた米国の循環器内科医で，運動心臓病学の父とよばれています。高体力者では負荷量の少ないステージの時間を2分間に短縮し，逆に高齢者や運動耐容能の低い被検者ではステージ1の前に傾斜0％のステージ0を追加するmodified Bruceプロトコルを利用することもあります[3]。また，ペースメーカの心拍応答（レートレスポンス）機能植え込み後の患者における運動負荷ではトレッドミルが推奨されています[4]。

自転車エルゴメータ

　自転車エルゴメータ（**図2**）はいわゆるエアロバイク®を用いた負荷方法です。Ramp負荷が可能なため運動強度が定量化しやすく，また転倒リスクが低いことから，心肺運動負荷試験（CPX）の際に日本ではほとんどの場合に自転車エルゴメータが用いられています。エルゴメータとトレッドミルでは動員される筋群

図1 トレッドミル：日本光電 STM-2000

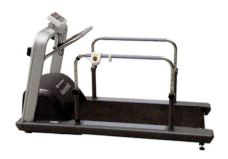

（日本光電社より許可を得て転載）

表1 Bruce プロトコル

ステージ	速度(mile/h)	速度(km/h)	傾斜(%)	予測 METs
0(modified)	1.7	2.7	0	–
1	1.7	2.7	10	4.8
2	2.5	4.0	12	6.8
3	3.4	5.5	14	9.6
4	4.2	6.9	16	13.2
5	5	8.0	18	16.6
6	5.5	8.8	20	20
7	6	9.6	22	–

METs：metabolic equivalents

図2 自転車エルゴメータ

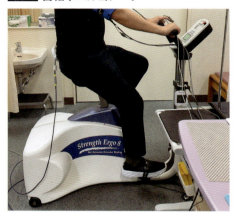

表2 トレッドミルと自転車エルゴメータの比較

特徴	トレッドミル	自転車エルゴメータ
より高い peak $\dot{V}O_2$ と最高酸素脈	＋	
最高心拍数と最高換気量	＋	＋
負荷方法への慣れ	＋＋	＋
安全性		＋
運動強度の定量化	－	＋
心電図，呼気ガス，血圧測定のしやすさ	－	＋＋
動脈血サンプルの容易さ	－	＋＋
ペースメーカ患者	＋＋	
慢性閉塞性肺疾患での酸素飽和度低下	＋＋	＋

有利(＋＋)，やや有利(＋)，不利(－)

（文献1，2を参考に作成）

が異なることや骨格筋ポンプ作用の違いから測定データが乖離することがあり，自転車エルゴメータではトレッドミルと比べて最大酸素摂取量（peak $\dot{V}O_2$）が5〜20%程度低くなることがあります[5,6]（**表2**）。

マスター法

マスター法はいわゆる踏み台昇降で，シングル（1分30秒），ダブル（3分），トリプル（4分30秒）の3種類のプロトコルがあります。比較的簡単で専用の負荷機器が必要ないことから従来広く行われてきた方法で，日本で行われている運動負荷心電図の2/3がマスター負荷であると報告されています[7]。日本心臓リハビリテーション学会の「運動負荷試験に関するアンケート」の調査報告によれば，約7割の施設では医師の立ち合いなしに臨床検査技師のみで検査を実施しています[8]。多くの病院ではマスター負荷の際に医師の立ち合いが必要でないことが，マスター法がいまだに行われている理由だと思われます。

しかし，マスター法では負荷量をコントロールできない，運動耐容能を評価できない，負荷中の心電図モニターが行われないなどの問題があり，また定量的な運動耐容能の評価方法としては後述の6分間歩行試験やCPXの方が一般的なため，本書ではマスター法は推奨しません。

6分間歩行試験

6分間歩行試験は，特殊な設備が不要で簡便な方法として広く用いられている最大負荷試験です。長さ30mの廊下を6分間，被検者に可能な限り速く歩いてもらい，その距離を測定します。心不全患者において6分間歩行試験の結果は，CPXのpeak $\dot{V}O_2$とよく相関すると報告されています[9]。

2 画像検査を用いた運動負荷試験（負荷イメージング）

運動負荷試験は単独で用いられるだけではなく，負荷心筋シンチグラフィや負荷心エコーなどの負荷イメージングにおける負荷方法としても用いられます。

負荷心筋シンチグラフィでは，安静時および運動負荷後に塩化タリウムやテクネチウムといった放射性医薬品を用いて心筋の血流を画像化します。詳細はp.41で説明していますが，安定冠動脈疾患の診断における運動負荷心電図の診断精度は不十分なため，負荷心筋シンチグラフィ，負荷心エコー，負荷MRIなどの画像検査の利用が推奨されています[10]。

また近年では，弁膜症の診断や治療適応を判断するために，運動負荷心エコーが広く用いられています[11]。負荷心エコーについては後の項（p.81）で詳しく説明しています。

一方で，十分な運動ができない場合や完全左脚ブロック，心室ペーシング，WPW症候群などにより心電図の評価が困難な場合に，アデノシンやジピリダモールといった血管拡張薬や，強心薬であるドブタミンを用いた薬物負荷を行う場合もありますが，詳細は成書をご参照ください。

3 呼気ガス分析を用いた運動負荷試験

呼気ガス分析を用いた運動負荷試験のことをCPXといいます。CPXを行うことで，①労作時呼吸困難や運動制限の原因の検索，②最も信頼できる運動耐容能の客観的指標として，手術適応の決定，予後の予測，治療効果の判定，③心臓リハビリテーション・運動プログラムにおける運動処方の決定を行うことができます[12]。CPXの実施方法やデータの読み方については，別の項で詳しく説明します。

💡 お役立ち豆知識

CPXにおける運動負荷は自転車エルゴメータかそれともトレッドミルか？

CPXにおける運動負荷は，自転車エルゴメータとトレッドミルのどちらで行うのがよいのでしょうか？　日本やヨーロッパでは自転車エルゴメータが主流ですが，アメリカではトレッドミル負荷が主に用いられているそうです。自転車エルゴメータは負荷の定量がしやすく，また転倒のリスクが低い一方，トレッドミルのほうがより高いpeak $\dot{V}O_2$が得られるなど，それぞれ一長一短があります。患者背景に応じて負荷方法を使い分けてみるのも面白いかもしれません。

文献

1) Wasserman K, Hansen JE, Sue DY, et al. Principles Of Exercise Testing And Interpretation. 5th ed. Philadelphia: Lippincott Williams & Wilkins, Wolters Kluwer; 2011. p133.
2) 田嶋明彦. 運動負荷検査室の環境と機器. CPXポケットマニュアル. 伊東春樹 編. 東京:医歯薬出版; 2020. p7-23.
3) 上嶋健治. 今日から始めよう！ 運動負荷試験. 東京:克誠堂出版; 2023.
4) 三橋武司. 心臓ペースメーカーのレートレスポンス設定と心臓リハビリテーション. Japan J Rehab Med. 2019; 56(12): 984-9.
5) 小林康之. CPXの準備―ハード面―. CPX・運動療法ハンドブック 改訂4版. 安達　仁 編. 東京:中外医学社; 2019. p11-36.
6) Myers J, Arena R, Franklin B, et al.; American Heart Association Committee on Exercise, Cardiac Rehabilitation, and Prevention of the Council on Clinical Cardiology, the Council on Nutrition, Physical Activity, and Metabolism, and the Council on Cardiovascular Nursing. Recommendations for clinical exercise laboratories: a scientific statement from the american heart association. Circulation. 2009; 119(24): 3144-61.
7) 日本循環器学会. 2023年実施 循環器疾患診療実態調査(JROAD)報告書. (https://www.j-circ.or.jp/jittai_chosa/media/jittai_chosa2022-2web.pdf. 2024年4月時点)
8) 日本心臓リハビリテーション学会診療報酬対策委員会. 「運動負荷試験に関するアンケート」についてのアンケート調査報告. 2007. (https://www.jacr.jp/doc/undoufukasiken.doc. 2024年4月時点)
9) ATS Committee on Proficiency Standards for Clinical Pulmonary Function Laboratories. ATS statement: guidelines for the six-minute walk test. Am J Respir Crit Care Med. 2002; 166(1): 111-7.
10) 日本循環器学会. 2022年 JCSガイドラインフォーカスアップデート版 安定冠動脈疾患の診断と治療. (https://www.j-circ.or.jp/cms/wp-content/uploads/2022/03/JCS2022_Nakano.pdf. 2024年4月時点)
11) 日本循環器学会/日本胸部外科学会/日本血管外科学会/日本心臓血管外科学会. 2020年改訂版 弁膜症治療のガイドライン. (https://www.j-circ.or.jp/cms/wp-content/uploads/2020/04/JCS2020_Izumi_Eishi.pdf. 2024年4月時点)
12) 日本循環器学会/日本心臓リハビリテーション学会. 2021年改訂版 心血管疾患におけるリハビリテーションに関するガイドライン. (https://www.j-circ.or.jp/cms/wp-content/uploads/2021/03/JCS2021_Makita.pdf. 2024年4月時点)

MEMO

B. How to セッション

やってみよう心肺運動負荷試験

上田正徳，村田　誠

検査の流れ →

1. CPXの精度管理
   - 検査室の環境調整
   - 呼気ガス分析器の校正
2. 検査前の準備
   - 被検者情報の確認
   - 被検者への事前説明・確認
   - 検査当日の準備
3. CPXの検査中
   - 安静時
   - ウォームアップ中
   - Ramp負荷中
4. CPX終了後

どうする？　CPXの精度管理

　心肺運動負荷試験（CPX）は，呼気ガス分析器，運動負荷心電図，自転車エルゴメータを主に用いる検査です。小児（特に未就学児に行う場合）や被検者の運動習慣・検査目的に応じて，自転車エルゴメータではなくトレッドミルで行うこともあります。被検者には12誘導心電図，血圧計，呼気ガス測定のマスク，必要に応じてサチュレーションモニター，インピーダンス式心拍出量計を装着し，検査を行います。今回はCPX機器のなかで最も使用機会の多い，ミナト医科学社の連続呼気ガス分析装置「AE-310S」（**図1**）を用いて説明していきます。なお，ここでは群馬県立心臓血管センター生体検査課運動負荷室で撮影した画像を掲載しています。

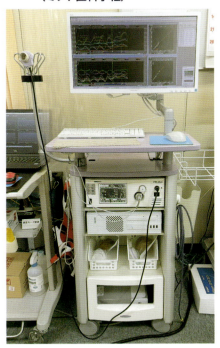

図1　連続呼気ガス分析装置「AE-310S」（ミナト医科学社）

検査室の環境

運動負荷検査室（**図2**）は，採光が十分で清潔かつ換気がよく，温度と湿度がコントロールされていなければなりません。温度は15℃以下の低温になると不整脈の出現が増加し，心拍数，血圧，酸素摂取量（$\dot{V}O_2$）も温度の影響を受けると報告されています。湿度は60％を超えると心血管系の反応も変化しやすくなり，高温多湿になると最大運動能力が低下します。このため，「検査室の温度は20～25℃，湿度は40～60％くらいに設定」するのが望ましいとされています。

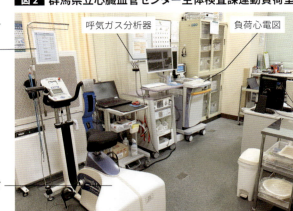

図2 群馬県立心臓血管センター生体検査課運動負荷室

（Borgスケール／呼気ガス分析器／負荷心電図／自転車エルゴメータ）

⚠ ここに注意！

運動負荷試験はリスクを伴う検査であることを十分に配慮したうえ，救命措置ができる設備を整えておくことが必須です（**図3a, b**）。また，緊急時対応を検査室全体で実施できるように，看護師や他の心臓リハビリテーション（心リハ）スタッフとも連携を図り，急変時の対応研修なども定期的に実施しておく必要があります（**図3c**）。

図3 救命措置ができる設備と急変時の研修会

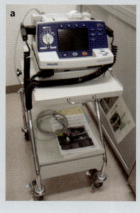
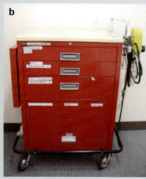
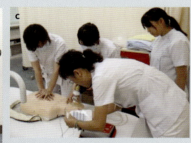

a：除細動器
b：救急カート
c：緊急時対処検討会の様子

呼気ガス分析器の原理と校正

　CPXでは，一呼吸ごと（breath-by-breath法）に流量計（フローセンサー），ガス分析計（ガスメータ：酸素分析計，二酸化炭素分析計）を用いて，呼気吸気流量，$\dot{V}O_2$と二酸化炭素排出量（$\dot{V}CO_2$）を測定しています。

　「AE-310S」では，流量計は気流によって熱線から奪われる熱量をトランスデューサによって変換し，流量を計測します（熱線流量計，**図4**）。また，運動中の$\dot{V}O_2$と$\dot{V}CO_2$のガス濃度は，次に示す方法を用いてガス分析計（**図5**）で測定しています。

図4 熱線流量計：「AE-310S」（ミナト医科学社）

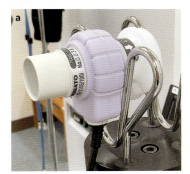
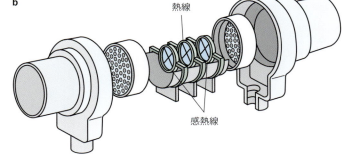

a：外観　b：内部構造

（b：ミナト医科学社イメージ図を参考に作成）

図5 ガス分析計

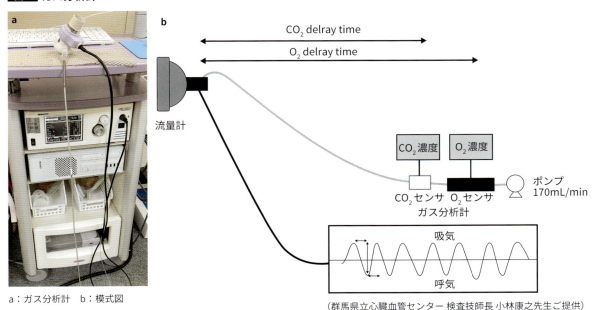

a：ガス分析計　b：模式図

（群馬県立心臓血管センター 検査技師長 小林康之先生ご提供）

酸素分析計

酸素分析計にはいくつかの種類がありますが，据え置き型を扱う国内メーカーの多くはパラマグネティック分析計（ダンベル型，図6）を採用しています．パラマグネティック分析計は再現性がよく，安定性・耐久性に優れています．過去には応答速度がほかの分析器よりも遅いといった問題点がありましたが，digital signal processor（DSP）による信号処理技術でこの問題は克服されているようです．

図6 ダンベル式酸素計の計測原理

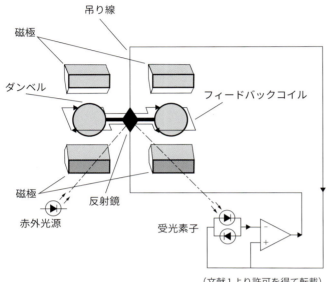

セル内には窒素を封入した2個のガラス球体（ダンベル）が強い金属で吊るされ，球体は不均一磁界の中で平衡を保っています．そこに大きい磁化率の酸素分子が流れ込むと，磁場の強い部分に酸素分子が引き寄せられ，球体はその部分から遠ざけられます．その球体の偏位量を光源，反射鏡，受光素子により検出し，球体を最初の平衡状態に戻すようフィードバックコイルに電流を流し制御します．このフィードバックコイルに流れる電流が酸素濃度に比例します

（文献1より許可を得て転載）

二酸化炭素分析計

CO_2，CO，N_2O，などのような2原子以上で構成される気体は，ある特定の波長の赤外線を吸収する性質（図7）があります．その特性を応用した赤外線吸収式が，国内外ほぼすべての呼気ガス分析器で採用されています．安定性には優れていますが，光源の劣化が応答性に影響するので定期的な確認が必要です．

これらの計測値について，正しい値が出ているかどうかを管理すること，すなわち精度管理（校正）が重要です．

ガス分析計の特性として，信号

図7 気体の赤外線吸収特性グラフ

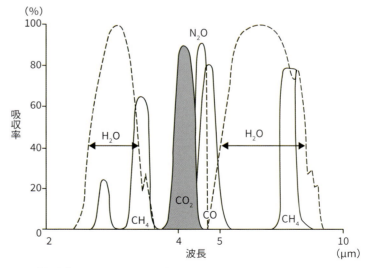

CO_2は（波長）約4μmを中心として吸収されるため，ほかの気体と分離できます

（文献1より許可を得て転載）

を補正して計測値としていますが，応答時間の遅れ（delay time）や波形の歪みが生じます。この補正は，わずかなズレでも計測値に大きな誤差を生じます。

このため校正は必須であり，かつ慎重に行わなければなりません。校正の頻度に明確な規定はありませんが，正確な値を臨床側に返すために，精度管理は十分にできているといえる体制を構築する必要があります。ちなみに群馬県立心臓血管センターでは，ガス分析計の校正は被検者ごとに検査前に実施し，流量計の校正は毎日行っています。これでも校正不良が原因と考えられる症例が年に数例はみられます。校正値の確認や前回値，校正履歴のグラフ（図8）を用いて確認することが重要です。

図8 群馬県立心臓血管センター生理検査運動負荷室1室の精度管理データ

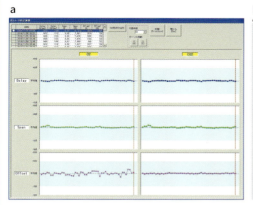
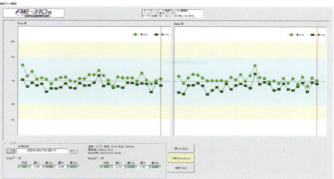

a：ガスメータ校正履歴　b：トランスデューサ校正履歴

校正を行う前のチェック項目

①温度・湿度・気圧の確認

ガス分析計以外の温度・湿度・気圧を測定する機器を用いて，その数値とガス分析計内の数値にズレがないか確認します（図9）。

②ガス分析計の状態に問題がないかを確認

「AE-310S」の画面を例に挙げますが，「代謝計の状態」が「正常」となっていることを確認します（図9b）。なお，呼気ガス分析器の電源を入れてから30分以上が経過していないと，「正常」とはなりません。これは，トランスデューサ内の熱線が安定するのに必要な時間です。少なくとも15分以上が経過してから，校正を行うようにしてください。

図9 温度・湿度・気圧の確認

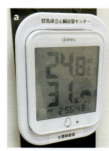

a：ガス分析計以外の測定機器と照らし合わせて確認します
b：「AE-310S」では，ガス分析計の電源を入れてから30分以内に測定を開始しようとすると，ウインドウがポップアップします

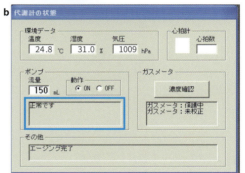

③サンプル回路の詰まりがないことを確認

　サンプル回路（チューブ）内にホコリなどが詰まっていないか確認します（**図10**）。このとき，サンプルチューブ内だけではなく，フィルタ（ステンメッシュフィルタ）も確認しましょう。このフィルタは，呼気ガス分析器本体への細かなホコリの侵入防止用です。ちなみに，このフィルタは稼働50時間ごとに交換するよう警告が出ます。年間の稼働時間が少ない場合でも，定期的に交換するように管理してください。

図10 サンプル回路の確認

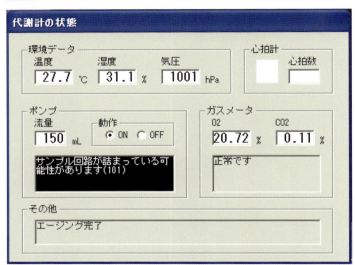

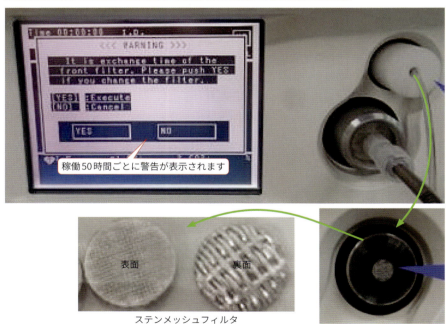

稼働50時間ごとに警告が表示されます

ステンメッシュフィルタ

④校正ガスの残量とガス濃度の入力値の確認

　酸素および二酸化炭素の濃度指定をして購入した医療ガスを，基準となる校正ガスとして用い，ガス分析計の校正を行います。ガス分析計の校正を行う前に，校正ガスの残量を確認します。ガスボンベのメーターの針が緑の領域にあれば問題ありませんが（**図11a**），針が黄色の領域に入ったらボンベの在庫を確認し，交換してください。ガス濃度はボンベごとに異なるので，その濃度を解析ソフトに入力する必要があります。校正ガスの値が正しく入力されているかを確認します（**図11b**）。

図11 校正ガスの残量確認とガス濃度の入力

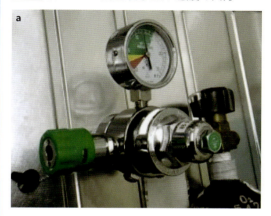

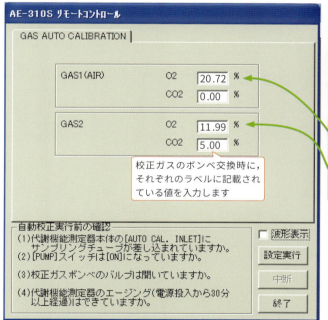

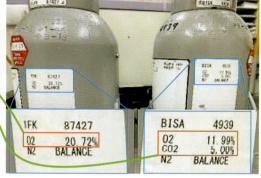

a：校正ガスの残量確認
b：ガス濃度の入力
校正ガスのボンベ交換時に，それぞれのラベルに記載されている値を入力します

ガス分析計の校正

方法1

前述の校正ガスを用いて，解析ソフトの手順に従い校正を実施します。AE-310S（ミナト医科学社）のガス分析計校正を図12に示します。

まず，①ガスメータの「自動校正」ボタンを押し，②波形表示にチェックを入れて「設定実行」をクリックします。自動構成（1分程度）の時間の後，③校正結果の画面が表示されるので，得られた波形と値を確認します。確認ポイントの1つめは，波形が揺れていないかどうかです（図13a）。校正時に機器に衝撃が加

図12 ガス分析計自動校正手順：AE-310S

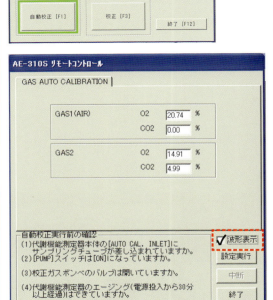

①「自動校正」ボタンを押します

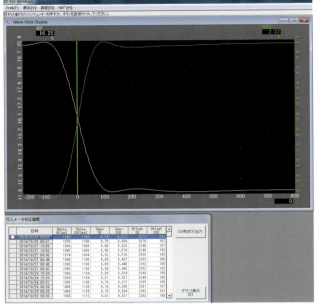

③得られた波形と値を確認します

②「波形表示」のボックスをクリックしてチェックを入れ，「設定実行」ボタンを押します

図13 校正結果の確認

a 【良好例】   【不良例】

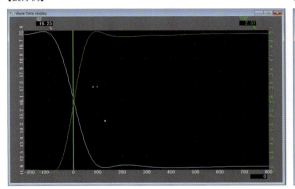
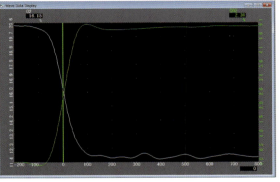

a：波形の確認。不良例ではO_2センサの波形が揺らいでいます。これは校正中の振動によるもので，再校正を実施します

〔次ページに続く〕

図13 校正結果の確認（続き）

b

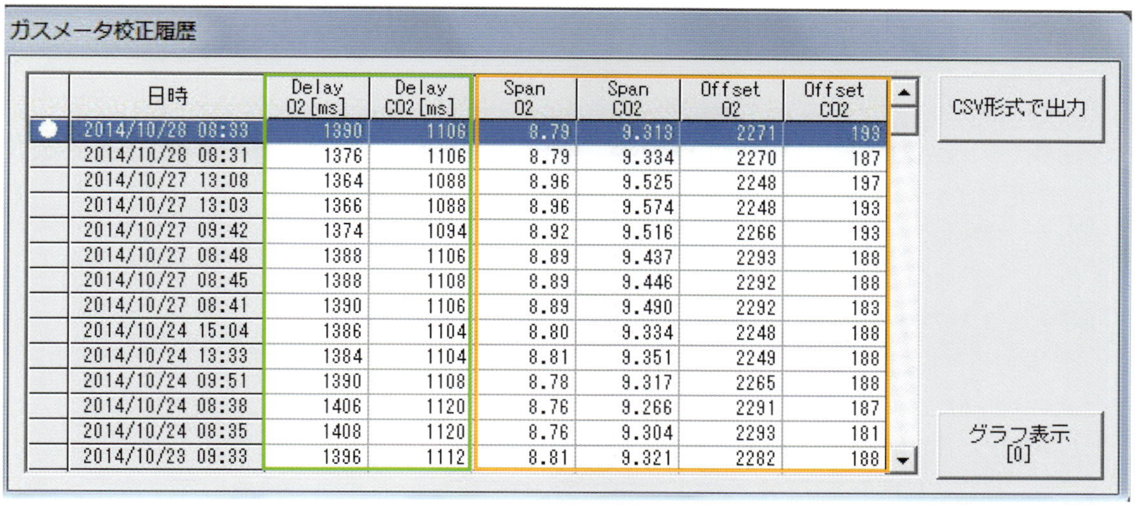

日時	Delay O2 [ms]	Delay CO2 [ms]	Span O2	Span CO2	Offset O2	Offset CO2
2014/10/28 08:33	1390	1106	8.79	9.313	2271	193
2014/10/28 08:31	1376	1106	8.79	9.334	2270	187
2014/10/27 13:08	1364	1088	8.96	9.525	2248	197
2014/10/27 13:03	1366	1088	8.96	9.574	2248	193
2014/10/27 09:42	1374	1094	8.92	9.516	2266	193
2014/10/27 08:48	1388	1106	8.89	9.437	2293	188
2014/10/27 08:45	1388	1108	8.89	9.446	2292	188
2014/10/27 08:41	1390	1106	8.89	9.490	2292	183
2014/10/24 15:04	1386	1104	8.80	9.334	2248	188
2014/10/24 13:33	1384	1104	8.81	9.351	2249	188
2014/10/24 09:51	1390	1108	8.78	9.317	2265	188
2014/10/24 08:38	1406	1120	8.76	9.266	2291	187
2014/10/24 08:35	1408	1120	8.76	9.304	2293	181
2014/10/23 09:33	1396	1112	8.81	9.321	2282	188

□ Delay：サンプリング系の異常を反映
→サンプリングチューブの詰まりやリーク，吸引ポンプの異常を疑う
□ Span，Offset：濃度センサの異常を反映
→赤外線ランプ光量低下や校正時の振動を疑う

b：数値の確認。それぞれの値で，経時的変化が前回のデータと比べて±3％以内であることを確認します

わるなどすると波形が揺れる場合があり（**図13a**，不良例），正しく校正できていないことが示唆されるため，もう一度やり直す必要があります。2つめに，校正結果の値を比較します（**図13b**）。例えば，==前日（前回）の校正値と大きくずれていないか（継時的変化は3％以内）などが確認ポイント==となります。

方法2

被検者の安静時データから，校正の良否を判断する方法があります。CPXの機器を管理するスタッフ（群馬県立心臓血管センターでは臨床検査技師）の安静時データをあらかじめ測定しておきます。被検者から得られた計測値が不確かではないかと疑われる場合，スタッフが自分で計測を行い，過去に測定しておいた安静時データと比較します。スタッフの安静時データを測定する際は，呼吸回数（RR）で少なくとも3分間の安静時記録をとり，安定した呼吸状態の平均値を記録しておきます（**図14**）。

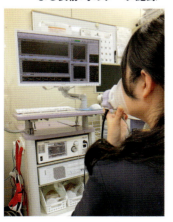

図14 機器管理者（検査技師）による安静時のデータ記録

流量計の校正

呼気・吸気の流量を計測する熱線流量計の校正について，ガイドラインを示します（**表1**）。このガイドラインに準拠したAE-310Sのトランスデューサの校正と確認を**図15**に示します。

校正器（校正用シリンジ，**図15**③参照）を用意します。校正器は2Lの空気が入るようになっており，流

量計が2Lを正確に測れているかを校正しています。校正器自体が正確に2L測定ができていることが鍵になりますので，年に1回はメーカーに校正器の校正を依頼することが推奨されています。ゴムの摩耗などで変化が生じることがあるので，定期的に校正器の校正チェックを行ってください（校正器が2台あると相互チェックもできます）。

オフセット校正，感度校正，精度チェックの順番に校正を行います。オフセット校正でゼロ点を確認し，感度校正を実施，最後に精度チェックを行います。できなかったら戻ればいいので，図15の順番で行ってみましょう。

表1 熱線流量計校正

- ●センサ校正
  センサの校正は1日1回（機器の起動時）行うこと
- ●校正前に
  機器の電源を入れてから10分以上ウォームアップ時間をとること
  環境データ（温度，湿度，気圧）を入力すること
- ●オフセット校正
  無風状態のセンサ出力を計測する
  測定前に校正器のピストンを前後してセンサ内の空気を入れ替えておくこと
  センサの開口部を手で押さえるなどして，センサ内に風が入り込まないようにすること
- ●感度校正
  一定容量に調整された校正器の容量を計測し，感度係数を調整する
  校正器内の温度，湿度を室内気と同じに保つよう注意すること
  校正器のピストンを必ず端から端まで動かすこと
  校正器の端でピストンを激しく当てるような操作をしないこと
- ●精度確認
  校正器を用いて気量を測定し，吸気量と呼気量の両方が期待値の±3％以内となることを確認する。高気流，中気流，低気流の3種類で行うこと

（文献2を参考に作成）

図15 流量計の校正の手順（ミナト医科学社「AE-310S」校正手順）

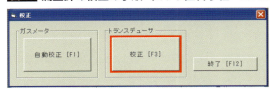

①トランスデューサ「校正」ボタンを押します

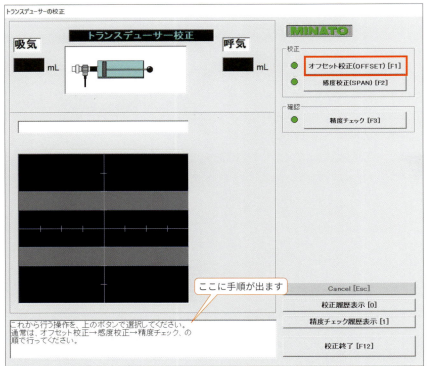

②「オフセット校正」ボタンを押します

（次ページに続く）

図15 流量計の校正の手順（続き）

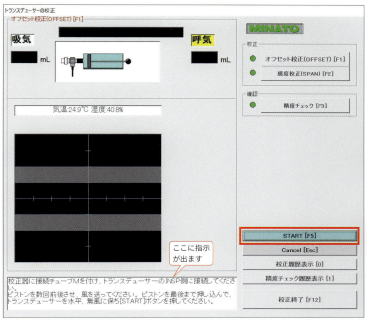
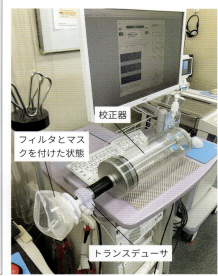

③画面の指示通りに校正器にトランスデューサをセットし，「START」ボタンを押します

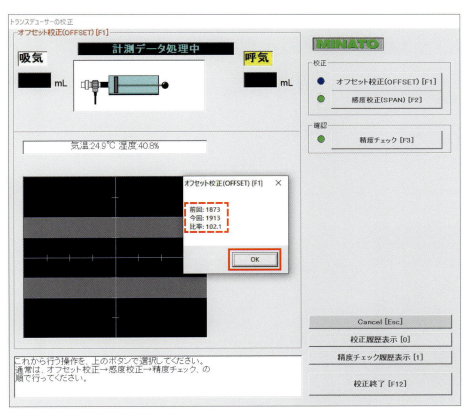

④オフセット校正値を確認し，「OK」ボタンを押します

（次ページに続く）

図15 流量計の校正の手順（続き）

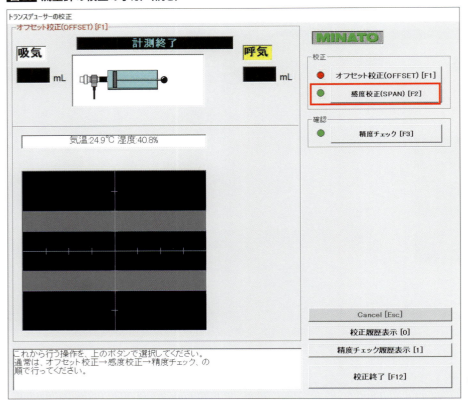

⑤「感度校正」ボタンを押します

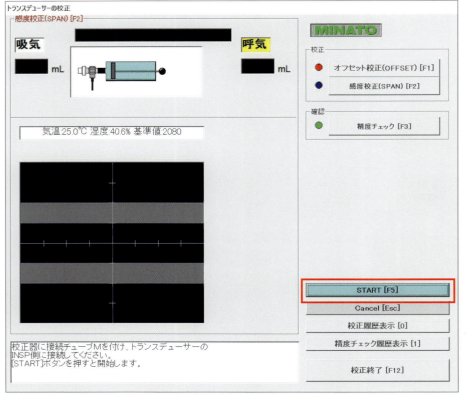

⑥トランスデューサが画面の指示通りにセットされているかを確認し，「START」ボタンを押します

（次ページに続く）

図15 流量計の校正の手順（続き）

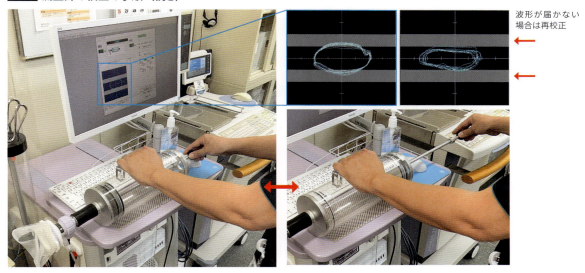

⑦校正器のハンドルの押し引きを繰り返します。画面上の波形が上下の灰色のエリア（矢印で示した部分）に入れば適切です。波形が灰色のエリアに届かない場合は，校正を初めからやり直します。初心者は意外と難しく感じるかもしれませんが，うまくできるまで繰り返し練習しましょう

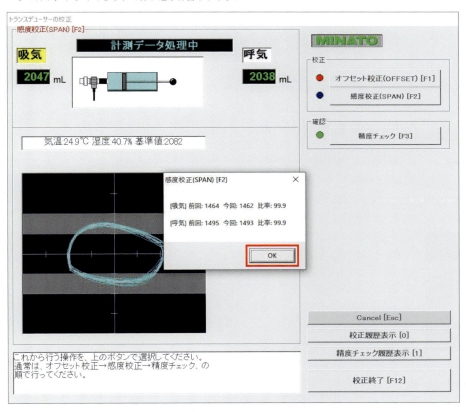

⑧感度校正値を確認し，「OK」ボタンを押します

（次ページに続く）

図15 流量計の校正の手順（続き）

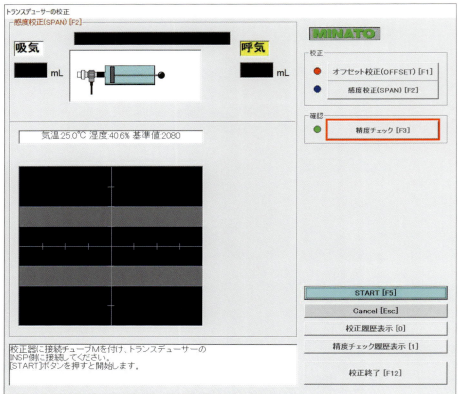

⑨「精度チェック」ボタンを押します

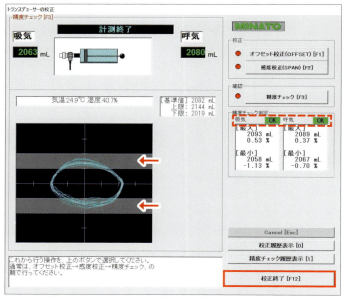

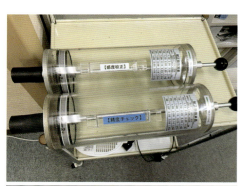

当センターではさらなる精度向上を目指して校正器を2台用意し、「感度校正」用と「精度チェック」用として使い分けています

⑩ ⑦と同様に校正器のハンドルを押し引きして、画面上の波形が上下の灰色のエリア（矢印で示した部分）に入るようにします。精度チェック判定が「OK」となったら「校正終了」ボタンを押します

（次ページに続く）

62

図15 流量計の校正の手順（続き）

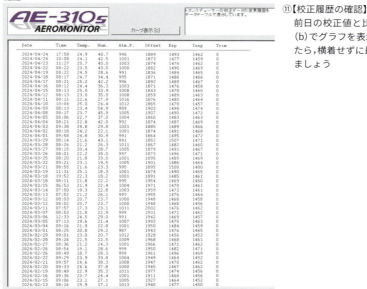

⑪【校正履歴の確認】
前日の校正値と比較する(a)方法もありますが、「カーブ表示」(b)でグラフを表示して確認しましょう。校正がおかしいと感じたら、横着せずに最初のオフセット校正からやり直す習慣をつけましょう

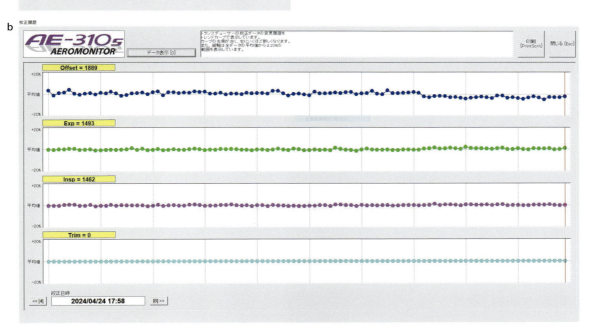

⚠ ここに注意！

トランスデューサの校正時間や校正時の気流に注意

　温度や湿度の変化は校正時の値（校正時のトランスデューサの熱線温度）が基準になるため，冬場に部屋が寒い状態で校正し，部屋が温まってから検査をすると，外気温と熱線の温度にズレが生じ，正確な値が得られません。また，オフセット校正時に空調の気流が入ると，オフセット（ゼロ点＝無風）値がズレます。空調や窓を開放している場合などは，注意が必要です。

たまにはやろう，呼気ガス分析器の人工肺検定（図16）

呼気ガス分析器は日々の校正のほかに，総合的な校正を行う人工肺（metabolic calibrator）を使用した定期的（半年～1年）な検定が必要です。

ガス分析による指標を使って薬効評価や治療効果を判定するためには，総合的な誤差が10％を超えてしまうと正確な評価は難しいと考えられ，装置自体に起因する誤差は5％以内に抑えるべきとされています。機器の精度を管理するスタッフは，検査結果が測定誤差か症例自体の変化かを的確に判断し，臨床医に返答する必要があります。各校正の時期を**表2**にまとめます。

図16 人工肺（metabolic calibrator）

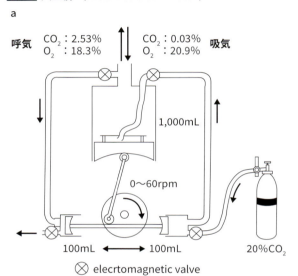
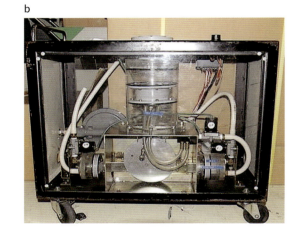

a：模式図。1,000 mLのシリンダーをモータで動かし，吸気時に100 mLの大気を捨て，代わりに20％ CO_2 と80％ N_2 の混合ガスを100 mLシリンダーの中に加えて混合し，呼気としています。モータの回転数，すなわち呼吸数を変えることによって，ATPS (atmospheric temperature and pressure, saturated)で一回換気量＝1,000 mL×呼吸数の $\dot{V}E$（分時換気量）が得られ，ガス交換比（R）は呼吸数によらず一定となります
b：実際の人工肺装置

（a：文献3を参考に作成，b：ミナト医科学社より許可を得て転載）

表2 校正検査の時期

項目		時期
検査室の環境		毎朝
代謝計の状態		毎朝
サンプル回路のつまり		毎朝，毎回
フィルタ		稼働50時間ごとにアラートあり
ガス分析計	自動校正	毎朝，毎回検査前
	スタッフ	必要に応じて，自動校正がおかしいと思ったとき
流量計校正		毎朝または検査前（1日1回以上）
人工肺		半年～1年に1回以上
校正器		1年に1回以上

B-1 | やってみよう心肺運動負荷試験

💡 お役立ち豆知識

　Peak $\dot{V}O_2$ の評価は，運動療法の前後で5〜15％改善したなどの報告が多いです。その改善を評価するにあたり，そもそものガス分析器の測定誤差が大きいようでは評価が困難です。機械的な誤差は，人工肺検定で10％以内とされています。群馬県立心臓血管センターでは，臨床検査技師の管理で3〜5％以内になるようにしています。

　呼気ガス分析器の校正は，正確なCPXを行う鍵となります。1に校正，2に校正，3に校正の気持ちで確認していきましょう。正確な校正がとれていると，同じ被検者で近日中にCPXを2回行ったときに，ぴったりと同じ $\dot{V}O_2$ 値を示すこともよくあります。

2 どうする？　検査前の準備

検査前に確認すべき被検者情報

　表3は，検査者が確認すべき項目の一例です。症例に応じて確認すべき項目は変動します。例えば心不全症例では，循環動態，呼吸状態，筋力だけではなく，生理検査（心電図，心エコー），生化学検査，画像検査（カテーテル検査，CT，MRI），薬剤などの幅広い情報を把握する必要があります。以前行ったCPXのデータがあるときは，これも必須の確認事項となります。これらの項目は医師だけではなく，検査を実施するすスタッフも把握できるように勉強していきましょう。

表3 CPX の前に検査者が確認する事項

A．診療録		病名，病歴，合併症，病態の安定性，喫煙歴，整形外科的疾患
B．検査目的（目標値）		ATの決定，運動耐容能の確認，運動による虚血の有無，息切れ精査，不整脈の出現の確認など
C．心カテ・CT・手術記録		PCI/CABG有無や病変部位，残存狭窄，術式
D．RI		虚血の有無や病的変化
E．心エコー		左室駆出率（EF），左室拡張率（E/E'），左室径，壁運動，圧較差，弁膜症，血栓
F．検体検査		異常値の有無，貧血の有無，炎症反応
G．安静時の心電図		調律，波形，心拍数
H．ホルター心電図		不整脈，PSVT，NSVT，PAFの有無
I．CPXデータ		過去・前回値
J．呼吸機能データ		COPDの有無，VC・FVC，FEV_1，MVVなど
K．胸部X線像		心拡大，肺うっ血，胸水
L．投薬	β遮断薬	心拍応答，二重積が低下，運動耐容能が悪化（急性効果），運動耐容能を改善（慢性効果，慢性心不全）
	Ca拮抗薬	心拍応答が低下
	硝酸薬	虚血性心疾患では運動時間を延長
	降圧薬など	―

AT：嫌気性代謝閾値，PCI：経皮的冠動脈形成術，CABG：冠動脈バイパス術，RI：ラジオアイソトープ，EF：駆出率，PSVT：発作性上室頻拍，NSVT：非持続性心室頻拍，PAF：発作性心房細動，COPD：慢性閉塞性肺疾患，VC：肺活量，FVC：努力肺活量，FEV_1：1秒量，MVV：最大努力呼吸

心筋梗塞症例

- カテーテル検査・治療画像：責任病変の狭窄残存の有無，残枝病変の有無
- 心エコー：駆出率（ejection fraction；EF）の値，弁膜症の有無，心内血栓の有無
- 内服歴：β遮断薬，ベラパミルなど陰性変時作用のある内服の有無，抗血小板薬の内服ができているか？
- 胸部X線像：うっ血の有無
- モニターや病棟情報：不整脈の有無
- 直近の12誘導心電図とCPX開始前の心電図に変わりがないか？

拡張型心筋症の心不全症例

- 心エコー：EFの値，弁膜症の有無，心内血栓の有無
- 内服歴：β遮断薬など陰性変時作用のある内服の有無（必要な被検者のみ：抗血小板薬，抗凝固薬の内服ができているか？）
- カテーテル検査画像：冠動脈病変の有無
- 胸部X線像：うっ血の有無
- モニターや病棟情報：不整脈の有無
- 直近の12誘導心電図とCPX開始前の心電図に変わりがないか？

運動負荷試験の禁忌に該当しないか？

　一般に心疾患不安定期には，運動負荷試験は行いません。また，有症状の高度大動脈弁狭窄症では禁忌となっており，近年は遭遇するケースが増えています。p.8，**表4**に，運動負荷試験の禁忌を掲載しています。運動負荷試験に伴う事故を防ぐには，第一に運動負荷試験の適応を十分に知り，リスクの高い禁忌例を除外することです。運動負荷試験における危険のリスクは被検者の背景によって異なりますが，日本不整脈心電学会小委員会のまとめでは，運動負荷試験中の死亡事故は1/264,000とされています。

　運動負荷中の心事故は少ないですが，症例の病状把握と禁忌症例でないことは確認を要します。

被検者への事前説明と確認事項

　被検者には検査予約時にCPXの説明書を渡し，検査当日の服薬・食事について説明します（**図17**）。

　CPXの2時間前からの絶食・禁煙と，激しい労作の禁止を伝えます。ただし，空腹状態では血糖値が低下し，ガス交換比（R）にも影響するため注意が必要です。

　また，運動に適した服装・靴を用意してもらい，検査前に薬の処方内容および服薬時間を把握することが大切です。

図17 被検者へのCPX事前説明

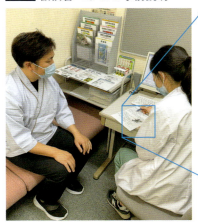
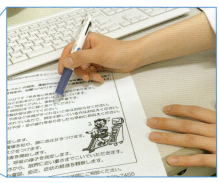

【事前説明事項】
- □ CPXの検査内容について
- □ 検査2時間前からの絶食，禁煙，激しい労作の禁止
- □ 空腹状態は避ける
- □ 運動に適した服装と靴の準備
- □ 服薬内容，服薬時間を確認

検査当日の準備

①まずは呼気ガス分析装置の電源を入れる

CPXの検査機器は，電源を入れてから使用できるようになるまで，最低30分程度を要します。感熱線を用いているため，熱線が温まって一定の温度に落ち着くまでの時間が必要です。当日，急にCPXの検査オーダーが入る可能性があるときは，朝に検査機器の電源を入れておき，校正を確認するとよいでしょう。前述した校正検査のうち，必要なものを一通り実施しましょう。

②被検者への当日の説明

検査当日，被検者が検査室に到着したら，問診と検査の流れの説明を行います。問診は，当日の症状の有無や体調を確認するために重要です。表4に確認項目の一例を示します。検査についての説明では，被検者の不安を取り除き，検査の必要性，具体的な方法と注意点を，相手の理解度に合わせてわかりやすく伝えます。CPXでは運動中の発言を制限する必要性があるため，症状出現時の意思疎通方法を具体的に説明しておきます。

表4 検査直前の確認事項

当日の体調
- □ 検査の目的を理解しているか？
  - ・検査の必要性：運動処方・心臓リハビリテーションの安全性の確認
  - ・検査の安全性：医師の監視下で実施する
  - ・検査の危険性：合併症について
- □ 検査の説明
  - ・検査の流れについて
    【例】心電図・血圧・呼気ガス分析のマスク装着後に，安静3分→ウォームアップ3分→徐々にペダルが重くなることを伝える
  - ・検査にかかる時間，終了点について（最大負荷の場合はより具体的に）
  - ・会話の制限および呼吸法について（呼気：吸気＝１：１の呼吸）
  - ・運動中の姿勢やピッチ（回転数）について
- □ 整形外科的疾患等，腰や足の痛みについて確認
- □ 処方薬を飲み忘れていないか確認
- □ その他
  - ・症状を訴える場合は，どういった状況で出現するかを確認
  - ・喫煙状況・喫煙歴
  - ・現在の運動習慣や（問題なければ）職業などを確認

また，負荷試験のプロトコル（ウォームアップからRamp負荷に入り，次第にペダルが重くなることなど）や，最後まで指示された回転数（50〜60 rpm）を維持すること，自覚的な最大負荷に達したら終了するといった基準などについて，十分に説明し，理解してもらう必要があります。問診や検査の説明を通して被検者との信頼関係を築くことが，正確な検査結果を得る鍵となります。被検者の理解を得られたら，運動着に着替えてもらいます［群馬県立心臓血管センターでは，着替え後に身長，体重（体脂肪）を測定しています］。

③心電図・血圧を装着

　被検者の上半身に心電図計を貼り付けます。さまざまな誘導法があるので，電極の貼り付け位置は施設で統一している方法を採用してください。群馬県立心臓血管センターではMason-Liker変法を使用しています。肢誘導の赤と黄色は，主に肩峰に貼ります。ここは皮膚と骨が近く，ノイズが入りにくい場所といわれています。また，同様の理由で胸骨に黒を貼るとノイズが入りにくくなります（**図18**）。貼り付ける際に誘導位置を確認しますが，ダブルチェックとして心電図波形を見て電極位置に誤りがないかも確認します（**図19**）。

　血圧計（のカフ）は肘を曲げてもカフが折れたり歪んだりしない部分に巻きます。マイクは上腕二頭筋と上腕三頭筋の間辺り（肘から3～5cm近位）の位置にくるようにします（**図20**）。CPXを開始すると装置位置の修正が難しくなるため，安静時に波形インジケータで装置の状態を確認することが重要です。

図18 Mason-Liker変法における心電図電極の装着

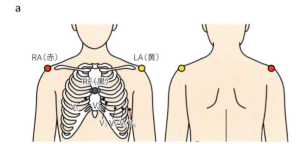

a：電極の装着位置
b：誘導法による心電図波形の違い

図19 RA誘導とLA誘導の貼り付けを誤った場合の心電図波形

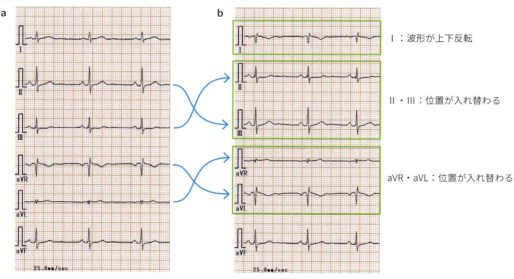

a：正しい貼り付け位置の波形
b：RAとLAが入れ替わった場合の波形。Ⅰの波形の上下が反転し，ⅡとⅢ，aVRとaVLの位置がそれぞれ入れ替わります

図20 血圧計（カフ）の装着

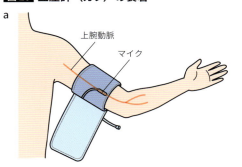
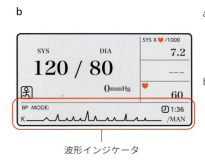

a：マイクが上腕動脈の上（上腕二頭筋と上腕三頭筋の間，肘関節の近位3〜5cm）に当たるようにカフを巻きます

b：血圧計の画面。コロトコフ音がしっかり認識できているかを波形（囲み部分）でも確認しましょう（体動の影響は受けにくいが雑音に弱い）

波形インジケータ

💡 お役立ち豆知識

運動負荷心電図は基線の揺れや筋電図の混入により，安静時の心電図ほど，きれいな波形が計測できるとは限りません。心電図の電極装着前にアルコール綿などで貼り付け部位をよく拭いて皮膚抵抗を減らす，使用する電極を運動負荷に対応している製品に変える（**図21**），汗が電極に影響しないように腋の下にペーパータオルを貼り付けるなどの工夫をしましょう。

図21 当センターで運動負荷試験に用いている心電図の電極

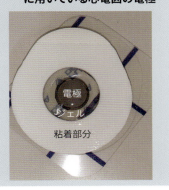

④サドルの高さ・ハンドルの高さの調整と記録

　心電図・血圧計を装着したら，被検者を自転車エルゴメータに誘導します。座椅子（サドル）は，ペダルが一番下の位置に来たときに，膝が少し曲がる高さとします（**図22**）。サドルの高さはCPXの検査結果に大きく影響します。特に症候限界まで検査する場合，サドルの位置が低いと大腿二頭筋（太もも裏の筋肉）が痛くなります。また，検査が進むにつれて負荷が増えますが，立ちこぎなどは禁止です。これは，運動に動員される筋肉が変わると，AT（嫌気性代謝閾値）pointが複数出現し，ATがわかりづらくなるからです。

　ハンドルの位置も重要で，あまり前かがみになりすぎないように高さを調節します（**図23**）。上体がおおむね垂直になるように座ってもらい，ハンドルは肘が伸び切った後ろよりの姿勢にならないような位置にしましょう。肘がまっすぐに伸びていると緊張して力が入っている場合があり，血圧や呼吸の安静値が高くなることがあります。

　群馬県立心臓血管センターでは心リハ導入前後のデータを比較するため，被検者ごとにハンドルの高さおよびサドルの高さを記録しています（**図22b〜d**）。

図22 サドルの位置の調整

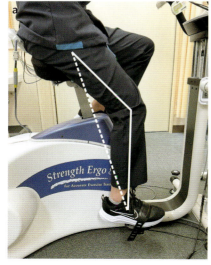
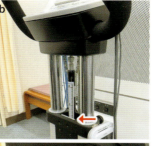
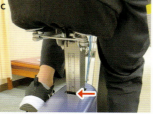

a：ペダルが一番下の位置に来たときに，膝が少し曲がるように調整します
b，c：ハンドル(b)とサドル(c)の高さ(矢印)を記録しておくと，2回目以降の測定・結果の比較に有用です
d：群馬県立心臓血管センターで使用しているCPXワークシート

図23 自転車エルゴメータの姿勢

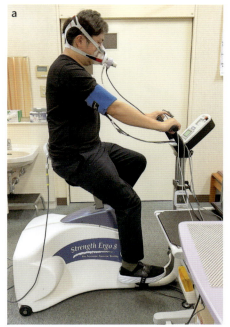
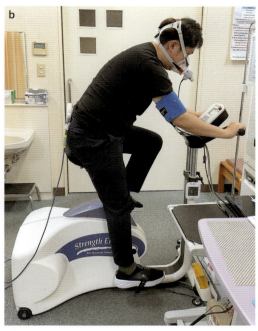

a：サドルとハンドルの高さを調整し，適切な姿勢に調整します
b：膝が伸び切って，かなり前かがみの姿勢。被検者のなかにはロードバイクのような姿勢を希望される方もいますが，検査を行う姿勢としては不適当なので，検査目的などを説明してご理解・ご協力いただきましょう

⑤マスクの装着（図24）と呼吸パターンの確認

　心不全症例でみられるoscillatory ventilationや呼吸器疾患，息切れ感のない方であれば，運動開始時は通常，鼻呼吸のみが一般的であるため，口は閉じていることが多いです。運動を開始して負荷強度が増すと鼻呼吸＋口呼吸になり，分時換気量（$\dot{V}E$）の値が急に変動する場合があります。

　また，最大運動負荷周辺では，呼吸が苦しくなるため口を大きく開き，マスクの横から空気が漏れることが多いです。そうなると$\dot{V}E$の平坦化もしくは急激な低下（図25）を認めるので，マスクから息が漏れていないかを確認します。運動中に$\dot{V}E$が急に低下してくる場合はマスク漏れを疑い，被検者のマスクを押さえて検査を続けるとよいでしょう。図25の症例では$\dot{V}O_2$がピーク付近で低下していますが，これはマスクからの空気漏れが原因です。空気漏れはほかのパラメータにも影響を及ぼすので，運動負荷中は常に$\dot{V}E$や，$\dot{V}O_2$の動向を監視する必要があります。

図24 マスク装着手順

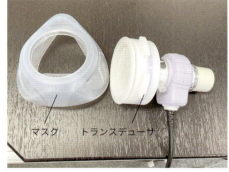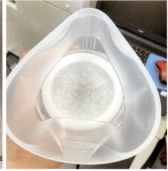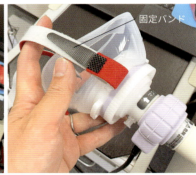

①【マスク装着準備】
　まず，マスクをトランスデューサに取り付けます．このとき，マスクと白いリングがしっかり付いていることを確認します（中央）．マスクが新品であれば問題ないですが，繰り返し使っているとゴムが固くなり，まくれたまま装着してしまう場合があります．空気漏れの原因となるので注意しましょう．
　先にマスクに固定バンドの上部を装着したほうが，容易に被検者に装着できます（右）．

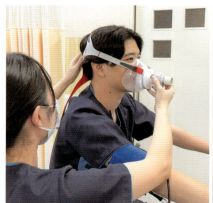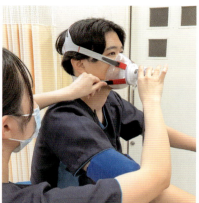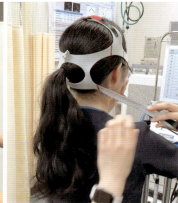

②頭部にかぶせるようにマスクを装着し（左），固定バンド下の部分をマスクに固定します（中央）．トランスデューサ部分を被検者に持ってもらって装着すると，より簡便です．顔周りでの作業となるため被検者に配慮しつつ，声かけしながら行いましょう．長髪の方の場合は，ゴムバンドなどで髪を結んでもらい，固定バンドの間から束ねた髪が出るように工夫します（右）．

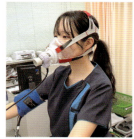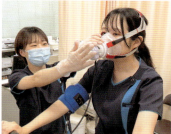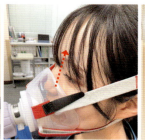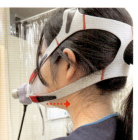

③マスク装着完了後，被検者に装着状態を確認します（左端）．問題がなければ，空気漏れがないか確認します（左から2枚目）．このとき，マスク上部（鼻との接触部分，左から3枚目）および顎下部分（右端）は空気漏れが生じやすいため（破線矢印），特に小顔でマスクが大きく感じる被検者の場合は注意が必要です．

図25 呼吸代償開始点からピーク付近に空気漏れを認めた症例

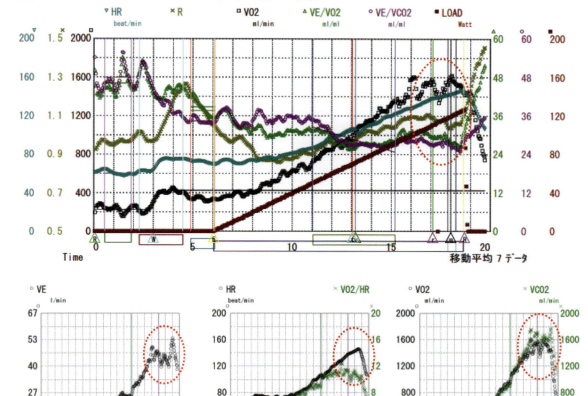

赤の破線で囲んだ部分が空気漏れを示しています

　また，被検者にとってマスクを装着して呼吸することは，死腔量が増加するためより息苦しさを感じやすい状態になります（**図26**）。肺が小さい（換気量の少ない）方や労作時息切れ精査目的などの呼吸障害を訴える方は，特に息苦しさを感じやすいです。

　さらに，安静時の呼吸法と運動中の呼吸法が異なると，$\dot{V}O_2$，$\dot{V}CO_2$に誤差が生じます。マラソン経験者などには運動強度が増すにつれ呼吸の仕方を変える人がいます。**図27**の症例では，CPX中の前半は一回換気量（TV）を増大させ，中盤は呼吸回数が増大しています。後半では再びTVを増大させています。自然な呼吸方法を意識すること，呼気：吸気を1：1で行うことを，事前に説明しておく必要があります（**図28**，**表5**）。

図26 死腔量増加によるデータへの影響

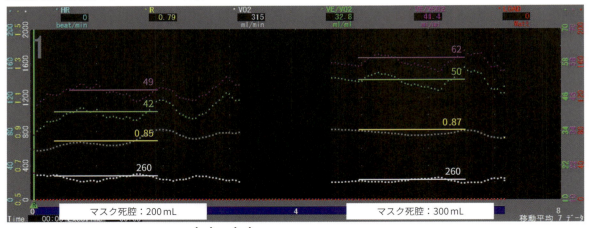

同一被検者でも，マスク死腔量が増加すると$\dot{V}E/\dot{V}O_2$，$\dot{V}E/\dot{V}CO_2$が増加します．死腔量の増加が換気効率を低下させていることがわかります．

図27 検査中に呼吸パターンを変更した症例

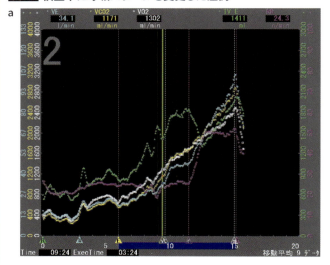
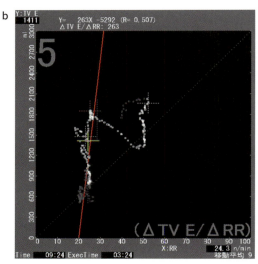

図28 呼吸法の違いによるデータへの影響

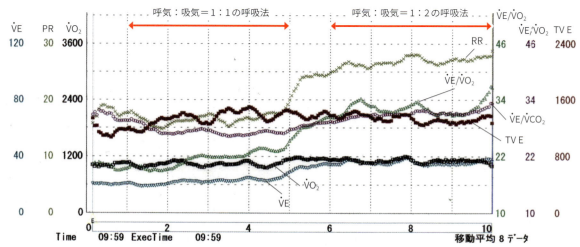

表5 マスクに関する注意事項

- マスクとトランスデューサの接続部分からの空気漏れ
- マスクを被検者に装着したときの空気漏れ
- 運動中の$\dot{V}E$の低下
　　　空気漏れを疑う所見がないか
- 運動中の呼吸様式
　　　呼気：吸気＝1：1になるように

$\dot{V}E$：分時換気量

⑥検査のプロトコルを確認する

　検査を始める前に，検査プロトコルを確認しておきます．群馬県立心臓血管センターのルーチンプロトコルは，安静3分，0Wでウォームアップ3分，Ramp負荷10～30Wで最高ガス交換比（peak R）1.15以上まで負荷をかけることを基本としています（図29）．図30の症例は，このプロトコル通りに行っています．CPXでは通常，Ramp負荷が10分で終了するよう考慮して設定します．すなわち，被検者が150Wまでこげそうであれば，Ramp 15とします．的確にRamp負荷を設定することは難しく，おおむね±2分のマージンをとって8～12分でRamp負荷が終わることを目標とします．前回測定したCPXのデータがあると，大変参考になります．

　ただし，例えばCPXの目的が息切れ精査の場合，基本的に息切れが誘発されなければ原因は不明なので，運動中止基準にならない限りは症候限界まで行います．CPXの目的によって中止基準も異なるので，CPXの依頼者に検査目的をあらかじめ確認し，明確にしてからCPXを行いましょう．

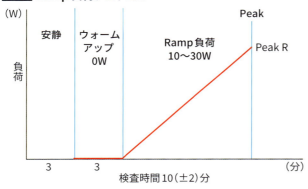

図29 Ramp負荷プロトコル

運動時間がおおむね10（±2）分になるように，Ramp負荷を設定しています．Peak Rが1.10以上になったら亜最大の負荷をかけたと判断されますが，当センターでは1.15を目処としています．

3 どうする？ CPX の検査中

検査開始から検査中の確認ポイント

①安静時に注意するポイント

検査開始〜安静中の確認事項を**表6**に示します。ペダルをこぎ始めてからの中止は困難なので，検査前に**表6**の項目がすべて問題ないことを確認しておきます。

「AE-310S」には pre start 機能があるので，マスクを装着した後に pre start を行い，**表6**の項目を確認してから検査を開始し，3分間の安静時間を始めます。

表6　安静中のデータチェック

・安静時 $\dot{V}O_2$：$3.5 \sim 4.5$ mL/min/kg
　　※前回の測定データがある場合はそれと比較
・R：0.84（0.7〜0.9）
　　※呼吸様式で容易に変動する
・呼吸数（RR）：15（12〜20）回/分
・TV：体重（kg）の10倍
　　※呼吸数や一回換気量が大きく外れる場合は呼吸
　　　パターンを確認し，声かけによる補正を行う
・心拍数：健常人では60〜100 bpm
　　※呼吸性心拍変動あり
・収縮期血圧：80〜180 mmHg
　　※検査時は家庭血圧より高い傾向あり

R：ガス交換比，TV：一回換気量

お役立ち豆知識

被検者が過去にCPXを行っていた場合は，前回のデータと今回の安静時の $\dot{V}O_2$ が近いかを確認するとよいでしょう。大きく異なる場合は，外的要因，被検者要因などを考えてみる必要があります（**表7**）。

表7　安静時データが前回の CPX と大きく異なるときのチェックポイントと対応方法

外的要因	・体重の入力の誤り（$\dot{V}O_2$ に影響） ・校正ガス濃度の入力の誤り（ガスボンベの交換は行っていないか？） ・環境条件：気温，気圧が正しいか？　内蔵センターの不良？
再確認	・ガス校正器で再校正 ・シリンジ校正器を用いて流量計のチェック ・健常人コントロール（自分）で確認（あらかじめ測定しておく必要がある） ・被検者の緊張が強い場合は，あえてマスクを着けたまましゃべってもらい，CPX に慣れてから開始

②検査中の確認ポイント

検査中は測定値が正確かを確認する必要がありますが，最も大事なことは被検者の状態の観察です。負荷中の体調の変化，表情，エルゴメータの回転数，呼気ガスデータ，心電図，血圧などを随時確認します（**表8**）。CPX では自覚症状や他覚所見に基づく中止基準（**表9**）が定められており，これを基に検査担当医が検査の終了を決定する場合があります。

検査における基準値の解釈については他項にゆずり，ここでは**図30**の症例を基に，検査中に確認すべき項目を簡単に説明します。

安静時

安静時3分間は**表6**の項目を確認し，pre start で状態が安定しているのを確認すれば検査開始とします。**表6**の項目に加え，$\dot{V}E/\dot{V}CO_2$ や $\dot{V}E/\dot{V}O_2$ が高値か低値か，心拍変動の有無などにも注意します。

ウォームアップ

通常，$\dot{V}E/\dot{V}CO_2$ や $\dot{V}E/\dot{V}O_2$ は運動開始とともに低下しますが［**図30**参照：安静時からウォームアップにかけて $\dot{V}E/\dot{V}CO_2$（紫色のプロット）や $\dot{V}E/\dot{V}O_2$（緑色のプロット）は低下しています］，ときに上昇する場合があ

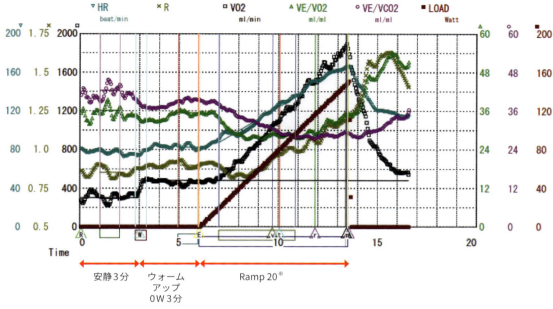

図30 群馬県立心臓血管センターのRamp負荷プロトコルでのCPX測定結果：41歳男性

※200W近くまで負荷が上がるという予測の下，Ramp 20を設定

り，ウォームアップですでにATを越えている可能性があるので注意が必要です。

　ウォームアップやRamp負荷時に中止基準（**表9**）の所見が現れた場合は，検査を中止します。また，ウォームアップ時の$\dot{V}O_2$はPhase ⅠからPhase Ⅲに分類されていますが，Phase Ⅲの定常状態に達するまでが遅い場合は，τonが延長していることが懸念されるため，注意深く観察しながらCPXを行っていきます。

Ramp負荷

　続いてRamp負荷になりますが，$\dot{V}E/\dot{V}CO_2$や$\dot{V}E/\dot{V}O_2$はさらに低下していきます。一方，Rは徐々に上昇していき，$\dot{V}E/\dot{V}O_2$は上昇に転じます。このポイントを，Trend法で求めたATとします。正式なATは，検査終了後にV-slope法で確認します。このとき$\dot{V}E/\dot{V}CO_2$の値はさらに低下していき，やがて$\dot{V}E/\dot{V}CO_2$は上昇に転じます。$PETCO_2$も低下していれば，この地点を呼吸代償開始点とよびます。

　さらに負荷がかかっていくとRは1.10を超え，1.15に達したら検査終了となります。ただし，検査の意義をあらかじめ確認しておき，症候限界まで負荷をかける必要があるときは，R値にかかわらず検査を続けます。CPX中の確認ポイント（**表8**）と運動中止基準（**表9**）は，適時確認しながら行っていきます。

表8 CPX中に確認するポイント

- 被検者の表情
- エルゴメータの回転数
- 呼気ガスデータ
- 心電図，心拍数
- 血圧

表9 運動中止基準

自覚症状
被検者の中止要請
ST下降を伴う軽度の胸痛
ST下降を伴わない中等度の胸痛
呼吸困難，下肢疲労，全身疲労［旧Borg指数17（かなりきつい）相当］
他覚所見
ふらつき
ろうばい
運動失調
蒼白
チアノーゼ
嘔気
欠神その他の末梢循環不全
ST変化
ST下降（水平型，下降型で0.1mV以上）
ST上昇（0.1mV以上）
不整脈
心室頻拍
R on T現象
連続する心室期外収縮2段脈，3段脈
30％以上の心室期外収縮
持続する上室頻拍や心房細動の出現
2度，3度の房室ブロック
脚ブロックの出現
血圧反応
過度の血圧上昇（収縮期250mmHg以上，拡張期120mmHg以上）
血圧の低下（運動中10mmHg以上の低下，あるいは上昇しない場合）
心拍反応
予測最大心拍数の85～90％
異常な徐脈
その他
心電図モニターや血圧モニターが正常に作動しない

（斎藤宗靖．1993，American College of Sports Medicine. 1986より作表）
［日本循環器学会．慢性冠動脈疾患診断ガイドライン（2018年改訂版）．https://www.j-circ.or.jp/cms/wp-content/uploads/2018/10/JCS2018_yamagishi_tamaki.pdf．2024年8月閲覧］

 ここに注意！

顔の向き

　CPX中は，被検者がペダルの回転数を確認しようとして，また運動強度の増加に伴って下を向いてしまう場合があります．現在用いられている流量計は，顔の向きが水平か下向きかで有意差は出ないとされていますが，校正は水平方向で行っているため，顔を水平にしてCPXを行うほうが望ましいです．

　熱線流量センサーの場合は，顔が下を向くとセンサーを通過する流速は，水平時とは明らかに異なります．差圧センサーも，顔が下を向くと唾液などが垂れて吸引チューブを詰まらせ，故障の原因になりかねないので，上体を前傾させず顔を前に向けて，センサーを水平にしてもらうことが大切です．顔を上下左右に振る行為や唾液の問題などは，特にpeak間際で被検者が疲労困憊のときに起こりやすいです．ここでこれらの問題が発生すると，肝心のPeak $\dot{V}O_2$ が不正確になるので特に注意を要します（**図31**）．

（次ページに続く）

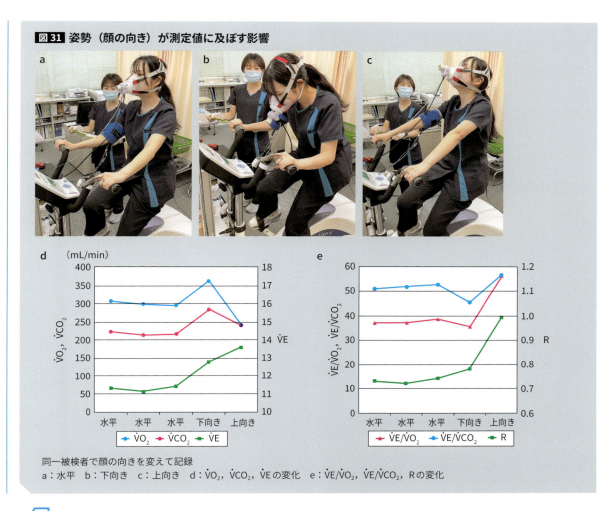

図31 姿勢（顔の向き）が測定値に及ぼす影響

同一被検者で顔の向きを変えて記録
a：水平　b：下向き　c：上向き　d：$\dot{V}O_2$, $\dot{V}CO_2$, $\dot{V}E$の変化　e：$\dot{V}E/\dot{V}O_2$, $\dot{V}E/\dot{V}CO_2$, Rの変化

4 どうする？ CPX終了後

負荷終了後の流れと注意事項

　負荷試験終了後，群馬県立心臓血管センターでは30秒程度で呼気ガス分析の解析を終了し，マスクを外しています。またこのとき，被検者にはクールダウンとして，0W負荷でペダルをこいでもらっています（回転数は30〜40rpm程度）。これは，運動中の下肢運動筋の血管拡張が運動後も持続し，血液が下肢に貯留することによる気分不良・吐き気・失神などを伴う血圧低下を防止するためです。クールダウンを行いながら，Borgスケールを用いて被検者の自覚症状を確認します（図32）。Borgスケール確認後に被検者をエルゴメータから降ろし，椅子に座って休憩してもらいます。なお，転倒防止のため，しっかりとした椅子を用意しています。

　群馬県立心臓血管センターでは，特にリカバリー時に不整脈の増加などがなければ，負荷終了後6分間まで心電図と血圧を確認していますが，運動負荷中に出現した不整脈が続いている場合や，血圧が安静時まで下がりきってない場合などでは延長して記録します。負荷後に副交感神経系による心電図変化，血圧の急降下などにも注意して観察を行っています。

問題がない場合は，その後すべての機器を被検者の体から外し，着替えてもらいます。さらにその後，被検者に対してCPXの結果を説明します（**図33**）。負荷終了後に，被検者は医療者の前で10〜15分程度は観察されていることになり，ここまでで問題なければ検査終了となります（**表10**）。

表10 負荷終了後の流れ

①負荷終了から30秒程度でマスクを外す
②Borgスケールの確認
③クールダウン
④被検者に特に問題がなければ，6分間の心電図・血圧確認
⑤被検者着替え
⑥被検者への結果説明
　※検査終了後，合計10〜15分程度は医療者の監視状態

図32 被検者の自覚症状の確認

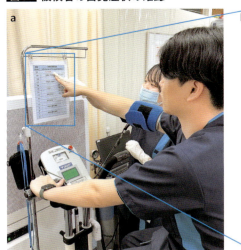

指数 (Scale)	自覚的運動強度 RPE (Ratings of Perceived Exertion)	
20	もう限界	
19	非常につらい	（あと1分）
18		（あと2分）
17	かなりつらい	（あと3分）
16		（あと4分）
15	つらい	（あと5分）
14		（あと6分）
13	ややつらい	（あと7分）
12		
11	楽である	
10		
9	かなり楽である	
8		
7	非常に楽である	

a：被検者にBorgスケール表に記載の自覚的運動強度を指さしてもらいます
b：群馬県立心臓血管センター運動負荷室で使用しているBorgスケール表

図33 Mets表を用いた結果説明

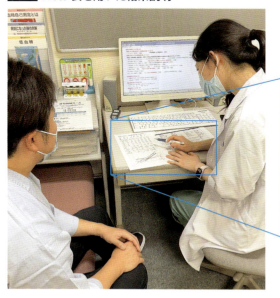
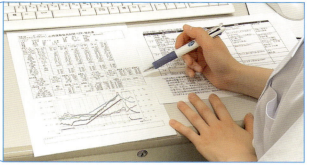

文献

1) 小林康之．CPXの準備1．改訂5版 CPX・運動療法ハンドブック．安達　仁 編．東京；中外医学社：2023, p11-12．
2) 日本呼吸器学会肺生理委員会．呼吸機能検査ガイドライン．東京：メディカルレビュー社；2004．
3) 伊東春樹 ほか．Anaerobic threshold (AT)．循環器負荷試験法．水野　康 ほか編．東京；診断と治療社：1991, p256-94．

B-2 | 運動負荷心エコー

I 運動負荷試験の実施方法

B. How to セッション

2 運動負荷心エコー

小保方　優

検査の
流れ →

1 患者説明
2 実施日までの準備
3 開始前の準備
4 患者入室～機器のセットアップ
5 安静時測定～ウォームアップ

6 試験開始，モニタリング
7 終了の判断
8 クールダウン，終了後の患者ケア
9 結果説明

1 患者説明

　対象患者に，運動負荷心エコーの目的，手順，合併症について説明します。運動負荷心エコーをする目的は，運動中だけに出現する異常を検出することで，診断や治療に関する有用な情報を得ることであると説明します。運動負荷中に起こるかもしれない症状についても説明し，胸痛が出現したときにはすぐ検者に言うよう患者に指示します。運動負荷により心負荷が増加し，左室拡張末期圧や循環血漿量の上昇，心筋酸素消費量の増加をきたすため，合併症が起こる可能性があることも説明します。

　一方で，重症不整脈や心筋梗塞などの重篤合併症の発生率は，負荷中0.04％，負荷後0.01％で，一連の負荷を通しての合併症の発生率は0.2％以下と報告されており[1]，基本的に運動負荷検査は安全性の高い検査です。

2 実施日までの準備

　主治医であれば，症状，病歴，既往歴，胸部X線像，心電図，ナトリウム利尿ペプチドなどの血液検査，安静時心エコーを実施します。これらの結果から，運動負荷心エコーが必要であるかを判断します[2]。

3 開始前の準備

　対象患者の情報をカルテから確認します。症状，病歴，既往歴，胸部X線像，心電図，ナトリウム利尿ペプチドなどの血液検査，安静時心エコーを確認し，①対象患者が運動負荷試験の禁忌に該当しないことを確認し，②運動負荷心エコーの基本取得項目に追加項目が必要ないかを検討します。**表1**に，負荷試験が原則中止の病態を示します[3]。さらに，対象患者に検査当日の体調が変わりないかを確認します（労作時呼吸困難などの症状が増悪していないか）。

表1	運動負荷試験が原則的に禁忌の例

1. 発症48時間以内の急性冠症候群
2. コントロール不良の心不全・呼吸不全
3. コントロール不良の高血圧
4. 症候性重度大動脈弁狭窄症
5. 重症閉塞性肥大型心筋症（左室流出路圧較差＞90 mmHg）
6. 致死性不整脈
7. 大動脈解離急性期，切迫破裂性大動脈瘤
8. 運動不可能例
9. 同意が得られない症例

前述のように運動負荷心エコーは安全な検査ですが，重大な合併症の発生が0％ではありません。このため，検査に際しては十分に安全を確保する必要があります。緊急薬剤や気道確保器具を常備した救急カート，除細動器，酸素を準備し，可能なら十分なスペースを確保して施行することが望ましいです。

4 患者入室～機器のセットアップ

運動負荷の方法としては，下肢挙上，ハンドグリップ負荷，トレッドミル負荷，エルゴメータ負荷などがあります。本項ではエルゴメータ負荷を使った運動負荷心エコーについて解説します。エルゴメータ運動負荷心エコーは，負荷装置が比較的高価である点と仰臥位での運動が非生理的である点がデメリットですが，心エコー図像を負荷中に連続して撮像可能な点が最大のメリットです。また，転倒のリスクが低く，低負荷から実施できる点もメリットです。

仰臥位エルゴメータ運動負荷心エコーでは，多段階負荷あるいはRamp負荷プロトコルが選択されます。労作時息切れ患者の運動負荷心エコーのガイドラインでは，多段階負荷を推奨しており[4]，当院でも**図1**のような20Wごとに漸増する多段階負荷を採用しています[5]。20Wの負荷でも困難な高齢者がいるため，そのような患者では0Wから漸増させるRamp負荷プロトコルのほうがよいです。患者が検査室に入室する様子を観察して，Ramp負荷プロトコルにしたほうがよいかを判断します。

続いて，運動負荷の準備をします。当院では上着は検査着を用意し，運動靴がない場合には検査用の運動靴も準備しています（**図2**）。

対象患者にエルゴメータ装置に仰臥位になってもらったら，ペダルの位置調整を行います。数回ペダルをこいでもらって調整する動作を繰り返し，最も快適にペダルをこげる位置に距離を調整します（**図3**）。この調整を怠ると，対象患者が十分に運動できなくなったり，場合によっては下肢痛が起こることもあるので，十分な時間をとって調整します。

次に，血圧計とパルスオキシメータを装着します（**図4**）。両方とも安全に運動負荷試験を行うためには必須です。

その後，12誘導心電図を装着します。この際，エコーウィンドウを避けて

図2 運動負荷心エコーの準備

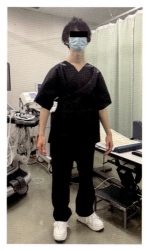

上着は検査着を用意し，検査用の運動靴も準備しています

図1 当院で採用している多段階負荷プロトコル

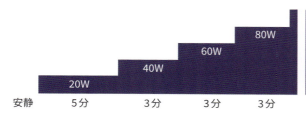

電極を貼付する必要があります。このため，電極を貼る前に心エコーで取得断面（多くは心尖部と傍胸骨断面）の描出を確認します。**図5**では，傍胸骨断面のエコーウィンドウを確保するためにV2誘導を，心尖部断面取得のためにV3-4誘導をそれぞれ尾側に移動させています。

図3 ペダル位置の調整

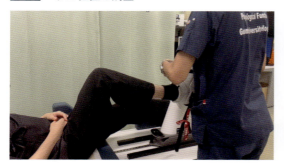

対象患者に数回ペダルをこいでもらい，最も快適にこげる位置に調整します

図4 血圧計とパルスオキシメータの装着

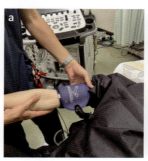 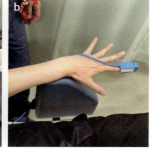

a：血圧計
b：パルスオキシメータ

図5 12誘導心電図の装着

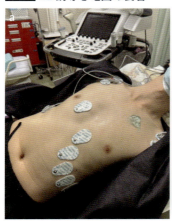 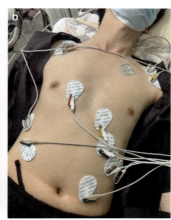

V2誘導とV3-4誘導を尾側に移動させて，エコーウィンドウを確保します
a：電極パッドの貼り付け位置
b：リード線を取り付けた状態

5 安静時測定〜ウォームアップ

　事前準備が終わったら，安静時の心エコー像を取得します。運動負荷心エコーでは時間的制限があるため，スムーズに画像を取得していく必要があります。エコーゼリーを補充する時間を節約するために，当院では胸壁にゼリーを多めに盛って，そこからゼリーを補充するようにしています（**図6**）。完全な仰臥位ではエコー像の画質が不良になることがあるため，エルゴメータ装置の機能を使ってやや左側臥位方向に傾けます（**図7**）。この際，傾け過ぎると対象患者に転落の心配を与えてしまうことがあるため，注意します。

図6 安静時の心エコー像の取得

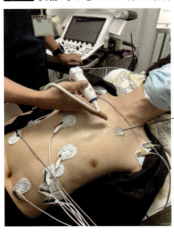

あらかじめ胸壁にエコーゼリーを多めに盛っておきます

エコーゼリー

図7 エルゴメータ装置を左側臥位方向に傾ける

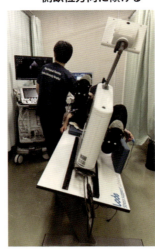

6 試験開始，モニタリング

安静時の画像取得が終わったら運動負荷を開始します（**図8**）。50〜60回転/分を維持できるよう患者に声かけをします。患者の状態，血圧，酸素飽和度，心電図（心拍数，ST-T変化，不整脈）をモニターしながら，負荷を漸増していきます。

症例によって運動負荷時のパラメータは異なります。**図9**は，左室駆出率の保たれた心不全（HFpEF）患者の運動負荷時の取得パラメータと，その安静時から最大負荷時の変化を示しています。主に労作時息切れ患者からHFpEFを診断する場合には，左室流入血流速度，僧帽弁輪組織ドプラ，三尖弁逆流速度の取得が基本となります[4]。**図9**の症例は，労作時息切れでHFpEFが疑われ，エルゴメータ運動負荷心エコーを実施した70歳台の女性です。安静時には，E/e' 10.6，e' 6.6 cm/sec，最大三尖弁逆流速度は2.4 m/secでした。60Wの時点で，僧帽弁血流速度波形は弛緩障害パターンから偽正常パターンとなっています。e'は運動によっても6.5 cm/secとまったく増加せず，左室弛緩予備能の低下と考えられました。結果として，E/e'は15.9に上昇し，三尖弁逆流速度は3.8 m/sec

図8 運動負荷時の心エコー像の取得のコツ

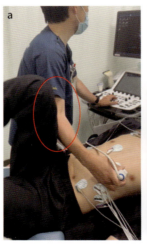 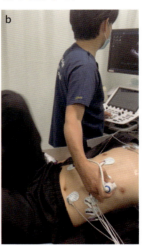

a：通常の心エコー測定のポジションでは，検査者の右腕が患者の足と接触してしまう（囲み）
b：通常よりも前にポジションをとることで，検査者の右腕と患者の足が接触しない

💡 **お役立ち豆知識**

E：拡張早期左室流入血流速度
e'：拡張早期僧帽弁輪部ドプラ速度
E/e'：Eとe'の比

まで上昇しました。MRの精査では，これに加えてMRのカラードプラ，縮流部幅，proximal isovelocity surface area（PISA），MR血流速波形（最大速度，速度時間積分値）を記録します。他の疾患についての詳細は，成書をご参照ください。

　高齢者では，最大運動負荷時に下肢疲労のため急にペダルをこげなくなることが多いです。患者には，最大運動負荷の手前で辛くなってきたら教えるよう事前に指示しておきます。エルゴメータ運動負荷の場合には，運動開始後から終了まで常に心エコー像を記録し続けることが現実的です。

図9 運動負荷時の心エコーパラメータ：労作時息切れでHFpEF疑いの70代女性

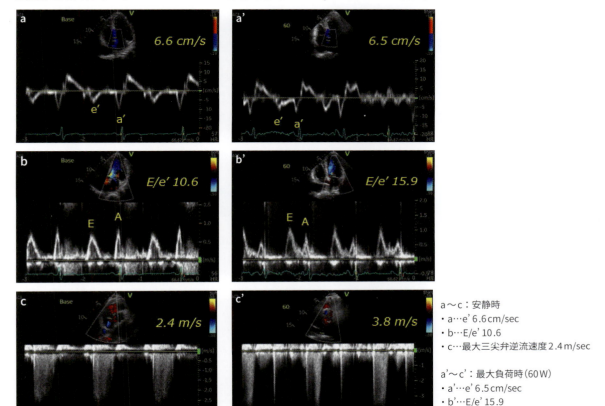

a〜c：安静時
- a…e' 6.6 cm/sec
- b…E/e' 10.6
- c…最大三尖弁逆流速度 2.4 m/sec

a'〜c'：最大負荷時（60W）
- a'…e' 6.5 cm/sec
- b'…E/e' 15.9
- c'…最大三尖弁逆流速度 3.8 m/sec

7 終了の判断

　運動負荷心エコーの終了基準を**表2**にまとめました。このほかにも，対象患者からの訴えに合わせて負荷終了を判断します。高齢者が多いHFpEFの負荷の場合には，下肢疲労で負荷を終了することが最も多いです。

表2 運動負荷心エコーの中止基準

- 心拍数が目標心拍数［(220-年齢)×0.85］に達した場合
- 過度な血圧の上昇(収縮期血圧220 mmHg以上，拡張期血圧120 mmHg以上)
- 血圧の低下(運動中に10 mmHg以上の低下を生じる，または運動を続けても血圧が上昇しない場合
- 持続性頻拍性不整脈出現
- 無収縮様の壁運動低下の出現，あるいは冠動脈2枝以上の支配領域にわたる壁運動低下の出現
- 心電図上，0.2 mV以上のST低下・胸痛の出現および増悪
- 下肢疲労
- その他，続行不能の自覚症状の出現

8 クールダウン，終了後の患者ケア

　負荷を終了してからすぐに運動を終了すると，迷走神経反射によって一過性の血圧低下や徐脈が起こる場合があります。このため，負荷終了後は0 Wでしばらくクールダウンの運動を続けるように指示します(3分程度)。また，負荷後も症状，血圧，心拍数，酸素飽和度，心電図変化をモニタリングし，増悪がないかを確認したうえで検査を終了します。

9 結果説明

　運動負荷心エコーの結果，それによる診断あるいは治療方針について，丁寧に患者へ説明します。

> ⚠ **ここに注意！**
>
> 　運動負荷心エコーは安全な検査ですが，負荷検査であるため重大な合併症が起こる可能性があることを，常に頭に入れておく必要があります。前述のように，救急カートや除細動器，酸素を用意しておきましょう。心エコー像を撮る検査者は画像描出・取得に集中しますが，もう1人の検査者は患者の状態やバイタルサイン，心電図変化に注意を払います。当院での5年間の運動負荷心エコーでの合併症発生率は，心不全増悪が0.1％，迷走神経反射による低血圧が0.1％でした。

> 💡 **お役立ち豆知識**
>
> ### 最近話題のCPETecho
>
> 　運動負荷心エコーと同時に心肺負荷試験を実施するCPETechoがトピックになっています。**図10**のように，運動負荷心エコー中に呼気ガスマスクを装着するだけで，比較的容易に実施できます。CPETechoは心エコーによって運動中の心予備能を評価できるのに加えて，同時にCPXで運動耐容能や換気効率なども検討できます[6,7]。これによって運動中の病態生理をより詳細に評価でき，個別化治療につなげられることが期待されています[5]。

図10 運動負荷心エコーと同時にCPXを実施する(CPETecho)

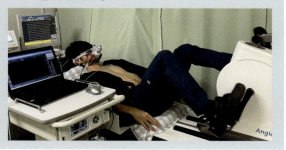

文献

1) Pieske B, Tschöpe C, de Boer RA, et al. How to diagnose heart failure with preserved ejection fraction: the HFA-PEFF diagnostic algorithm: a consensus recommendation from the Heart Failure Association (HFA) of the European Society of Cardiology (ESC). Eur Heart J. 2019; 40(40): 3297-317.
2) Obokata M, Kane GC, Reddy YN, et al. Role of diastolic stress testing in the evaluation for heart failure with preserved ejection fraction: a simultaneous invasive-echocardiographic study. Circulation. 2017; 135(9): 825-38.
3) Hirano Y, Amano M, Obokata M, et al. Practice guidance for stress echocardiography. J Echocardiogr. 2024; 22(1): 1-15.
4) Lancellotti P, Pellikka PA, Budts W, et al. The clinical use of stress echocardiography in non-ischaemic heart disease: recommendations from the European Association of Cardiovascular Imaging and the American Society of Echocardiography. Eur Heart J Cardiovasc Imaging. 2016; 17(11): 1191-229.
5) Harada T, Kagami K, Kato T, et al. Exercise stress echocardiography in the diagnostic evaluation of heart failure with preserved ejection fraction. J Cardiovasc Dev Dis. 2022; 9(3): 87.
6) Saito Y, Obokata M, Harada T, et al. Disproportionate exercise-induced pulmonary hypertension in relation to cardiac output in heart failure with preserved ejection fraction: a non-invasive echocardiographic study. Eur J Heart Fail. 2023; 25(6): 792-802.
7) Harada T, Kagami K, Shina T, et al. Diagnostic value of reduced left atrial compliance during ergometry exercise in heart failure with preserved ejection fraction. Eur J Heart Fail. 2023; 25(8): 1293-303.

MEMO

II 心肺運動負荷試験の結果の活用

II 心肺運動負荷試験の結果の活用

A. 各種パラメータの見方・評価法

1 9パネルとは？

木田圭亮

　心肺運動負荷試験（CPX）の結果を分析する際に，重要な生理学的指標を9つのグラフにまとめて表示する方法です．この形式は，CPXのデータを視覚的に一目で確認でき，患者の心肺機能や運動能力の総合的な評価を行うのに非常に有用です．心電図と同じように最初は辛いですが，だんだん見慣れてきます．また，正常の9パネルデータを数多く見ることで，異常データ，何かおかしいぞという違いに気がつくようになりますので，それまで頑張りましょう．

1 9パネルの構成（図1）

　9パネルは以下のように配置され，異なる指標を一目で把握できるように構成されています．次項より各パネルについて具体的に解説していきます．

図1 9パネルの構成

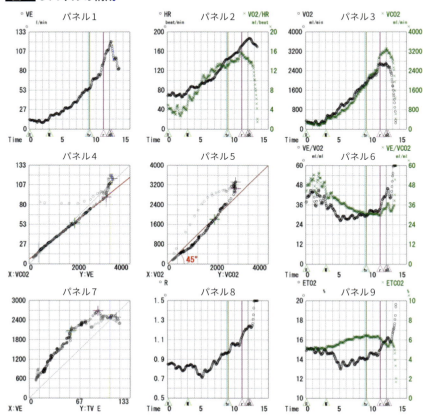

MEMO

Ⅱ 心肺運動負荷試験の結果の活用

A. 各種パラメータの見方・評価法

2 パネル1：V̇E

中出泰輔

1 V̇E とは？ なぜ V̇E をみるのか？

V̇E（換気量）は，1分間に肺を通過する空気の量をリットル（L）で表した指標です。これは，1回の呼吸で吸い込む空気の量（一回換気量）と呼吸回数を掛け合わせたものです。

V̇E ＝ 1回の呼吸での空気の量（一回換気量）× 呼吸回数

2 グラフはここだけ見ればいい

V̇Eの臨床的意義

CPXでは，運動強度が増すにつれてV̇Eは増加します（**図1**）。これは，乳酸の蓄積と嫌気性代謝の活性化によるものです。換気の変化は次の指標で評価されます。
- 第一換気閾値：運動強度の増加に伴うV̇Eの初期の増加点。
- 第二換気閾値：さらに運動強度が上がると，乳酸の蓄積に応じてV̇Eの増加が加速する点。

周期性呼吸変動（**図2**）とは，周期的にV̇Eが安静時V̇Eの15％以上変動し，その状態が運動時間全体の60％以上続く現象を指します。心不全の重症度と予後に関連しています。

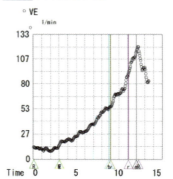

図1 パネル1：V̇E

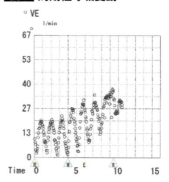

図2 周期性呼吸変動

A. 各種パラメータの見方・評価法

3 パネル 2：$\dot{V}O_2/HR$（O_2 pulse）

中出泰輔

1 $\dot{V}O_2/HR$ とは？　なぜ $\dot{V}O_2/HR$ をみるのか？

$\dot{V}O_2/HR$ は，心拍数（HR）に対する酸素消費量（$\dot{V}O_2$）の比率を示す指標です（**図1**）。この値は，運動中の心臓と肺の機能を評価するのに役立ちます。

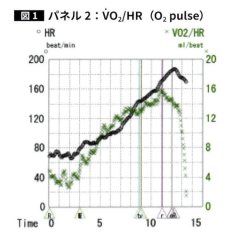

図1　パネル 2：$\dot{V}O_2/HR$（O_2 pulse）

$\dot{V}O_2/HR$ の計算

$\dot{V}O_2/HR$ は，1分間の酸素消費量（$\dot{V}O_2$，単位は mL/min）を心拍数（HR，単位は bpm）で除した値です。$\dot{V}O_2/HR$ は酸素脈（O_2 pulse）ともよばれ，心拍出量（SV）を反映し，間接的に心臓の機能を示します。

$\dot{V}O_2$ は，次のFickの方程式で算出されます。

$$\dot{V}O_2 = HR \times SV \times (A-V)O_2\, diff$$

ここで，SVは心拍出量，$(A-V)O_2$ diffは動脈と静脈の酸素濃度差を示します。$\dot{V}O_2$ は心拍出量に近似するため，$\dot{V}O_2/HR ≒ SV$ となります。

2 グラフはここだけ見ればいい

酸素脈の臨床的意義

酸素脈は，運動中の心機能の障害の有無を評価するのに役立ちます。酸素脈のグラフの曲線の形状を分析することで，心機能障害を評価することができます。

Ⅱ 心肺運動負荷試験の結果の活用

A. 各種パラメータの見方・評価法

4 パネル3：$\dot{V}O_2$，$\dot{V}CO_2$

谷口達典，小野慎太郎

1 $\dot{V}O_2$，$\dot{V}CO_2$とは？ なぜ$\dot{V}O_2$，$\dot{V}CO_2$をみるのか？

酸素摂取量（$\dot{V}O_2$）

　酸素摂取量（volume of oxygen，oxygen uptake；$\dot{V}O_2$）は，身体がどれだけの酸素を取り込み，利用しているかを示す指標です。運動をするためにはエネルギーが必要ですが，酸素はアデノシン三リン酸（ATP）というエネルギー物質を効率的に作るために必要です。肺から取り込まれた酸素は，血液に溶け込み，心臓から全身に送り出されます。そのため，$\dot{V}O_2$の値は，心臓がどれだけ血液を送り出すか（心拍出量）と，筋肉を中心に体内でどのくらい酸素を消費するか（動静脈酸素含有量格差：a-v O_2 difference）によって主に決定され，「mL/kg/min」という単位で表されます。

【$\dot{V}O_2$の計算式】
$\dot{V}O_2$ ＝ 心拍出量 × 動静脈酸素含有量格差（mL/kg/min）

💡 お役立ち豆知識

ちょっと待って！ 動静脈酸素含有量格差って？

　a-v O_2 differenceは，動脈血と静脈血にそれぞれ含まれている酸素の量の差を表し，この差が大きいほど身体の中で酸素が効率的に使用されています。

　運動すると身体はより多くの酸素が必要なため，血液の流れや酸素の使い方を変化させ，以下のような変化が起こります。

・心臓が頑張る（心拍出量の増加）：心臓は筋肉にたくさんの酸素を届けるために，より多くの血液を送り出します。
・筋肉が酸素をたくさん使う（酸素利用量の増加）：運動が激しくなるほど，筋肉はより多くの酸素を使ってエネルギーを生み出します。
・酸素を必要な場所に届ける（活動筋への血流の優先的配分）：身体は酸素を必要な場所に優先的に届けるため，運動している筋肉に多くの血液を流します。
・筋肉が酸素を効率的に吸収（酸素抽出の増加）：筋肉は血液中からより多くの酸素を取り込めるようになります。

　これらの変化によって，動脈血と静脈血の酸素量の差（a-v O_2 difference）は大きくなります。

A-4 | パネル3：$\dot{V}O_2$，$\dot{V}CO_2$

最高酸素摂取量（peak $\dot{V}O_2$）

　最高酸素摂取量（peak $\dot{V}O_2$）は，運動中に身体が取り込める最大の酸素量の指標です。これは，身体がエネルギーを生み出すために酸素をどれだけ効率よく利用できるかの限界を示す値で，患者の運動能力（運動耐容能）を評価するとき，運動処方を決めるとき，運動療法の効果を確認するときなどに測定します。Peak $\dot{V}O_2$ が高いほど，体力があり，効率よく酸素を利用できているといえます。運動療法では，この値を改善させることを目指します。

　また，peak $\dot{V}O_2$ は，心臓病患者だけではなく健康な人にとっても信頼性が高く，強力な予後予測指標といわれており，年齢を用いた推定式も報告されています（**表1**）。

表1 日本人の自転車エルゴメータ使用時の心肺機能指標の標準値

指標	男性	女性
最高酸素摂取量（peak $\dot{V}O_2$）	$-0.272 \times$ 年齢 $+ 42.29$	$-0.196 \times$ 年齢 $+ 35.38$
嫌気性代謝閾値（AT）	$-0.100 \times$ 年齢 $+ 21.44$	$-0.069 \times$ 年齢 $+ 19.35$

% peak $\dot{V}O_2$

　% peak $\dot{V}O_2$ は，心肺運動負荷試験（CPX）で得られた peak $\dot{V}O_2$ と，健常人の peak $\dot{V}O_2$ を比較した割合の値です。同年齢，同性の健常人の peak $\dot{V}O_2$ を計算式より求め，得られた % peak $\dot{V}O_2$ と比較することにより，個人の運動耐容能がどの程度か判断することができます。% peak $\dot{V}O_2$ は，心不全の重症度分類の指標の一つとされており，治療方針の決定などに役立ちます（**表2**）。慢性心不全ではこの指標が80％未満であることが，心大血管リハビリテーション料の算定要件の一部となっています。

表2 最高酸素摂取量による心不全重症度分類

最高酸素摂取量の年齢別標準値に対する比率	心不全重症度
標準値の80％以上	正常
標準値の60〜80％	軽症
標準値の40〜60％	中等症
検査実施不能，または標準値の40％未満	重症

⚠ ここに注意！

最高酸素摂取量と最大酸素摂取量は何が違うの？

　最高酸素摂取量（peak $\dot{V}O_2$）と最大酸素摂取量（$\dot{V}O_2$ max）は言葉が似ているため同じものを指すのかと思ってしまいますが，実は内容が異なります。Peak $\dot{V}O_2$ は，特定の運動負荷試験で実際に記録された「瞬間的な」最大酸素摂取量を指します。これは，必ずしもその人の限界とは言い切れず，検査時に患者がどれだけ頑張ったかが影響します。一方で，$\dot{V}O_2$ max は，理論上の真の最大摂取量を指します。これは，運動強度を上げても $\dot{V}O_2$ がそれ以上に増加しない「プラトー（平坦部）に達した」時点での酸素摂取量です。すなわち，患者の真の限界を示しており，その患者が摂取可能な最大の酸素量を意味します。実際の臨床現場では，多くの場合 peak $\dot{V}O_2$ が使用されます。これは，すべての患者で真の $\dot{V}O_2$ max を評価することが難しく，また安全面の配慮も求められます。そして，peak $\dot{V}O_2$ も十分に患者の運動能力や予後を反映する指標として認められています。

二酸化炭素排出量（$\dot{V}CO_2$）

二酸化炭素排出量（$\dot{V}CO_2$）は，身体から運動中に呼吸で吐き出される二酸化炭素の量を示す指標です。運動中に体内で生成された二酸化炭素の排出量を測定し，身体の代謝活動を評価します。この値は通常L/minで表されます。

2 グラフはここだけ見ればいい

$\dot{V}O_2$

$\dot{V}O_2$の推移は上段の右上のパネル3，中段中央のパネル5で確認することができます（**図1**）。

パネル3は，$\Delta \dot{V}O_2$（酸素摂取量の変化）とΔWR（運動負荷の変化）を示しています。このグラフの傾きが小さい場合，身体に十分な酸素供給がされておらず，無酸素性のエネルギー代謝の割合が多いことを示します（**図2**）。

安静時の$\dot{V}O_2$は，通常250〜500mLの範囲にあることを確認します。これを測定することで，装置の校正が正しく行われているか確認できます。

図1 9パネル

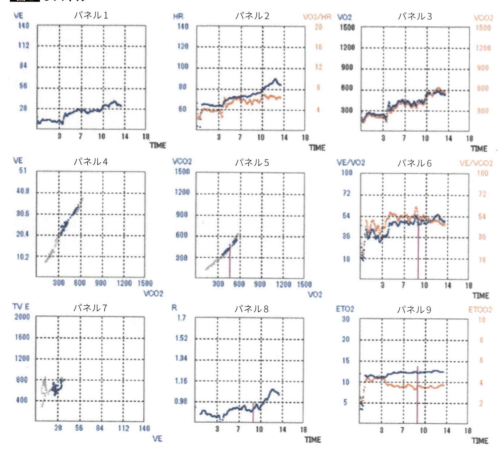

肥満患者の場合，身体の重さの影響で動き出す際の初期の酸素消費が多いため，ウォームアップ後の$\dot{V}O_2$が想定よりも増加することがあります。

運動が終了する付近の$\dot{V}O_2$は，peak $\dot{V}O_2$を決定するために利用されます。これにより，患者の運動耐容能を評価します。

パネル5では，まず$\dot{V}CO_2$と$\dot{V}O_2$の関係が示されています（**図3**）。このデータから得られる指標は，嫌気性代謝閾値（AT）です。ATは，$\dot{V}CO_2$が$\dot{V}O_2$に比べて不均衡に増加する点（グラフの傾きが変化する点）を目安とし，運動処方に利用されます。

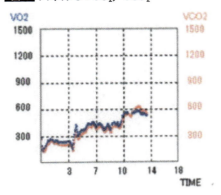

図2 パネル3：$\dot{V}O_2$，$\dot{V}CO_2$

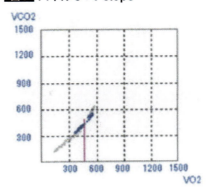

図3 パネル5：V-slope

peak $\dot{V}O_2$に影響を与える可能性のある要因

疾病

- 肥満：肥満はエネルギー代謝の需要が増加し，peak $\dot{V}O_2$が低下します。
- 末梢動脈疾患：正常な血管拡張が得られないため，運動時に高血圧になることで筋への酸素供給が障害され，peak $\dot{V}O_2$が低下します。
- 心不全：心不全では自律神経活性の異常により，運動を実施した際の心拍応答が低下する場合があります（chronotropic incompetence）。そのため，心拍出量の低下によって，peak $\dot{V}O_2$が低下します。
- 運動誘発性の心筋虚血：心筋虚血による症状が出現し，peak $\dot{V}O_2$が低下します。
- 肺血管疾患：生体内への酸素供給が不足することにより，peak $\dot{V}O_2$が低下します。
- 閉塞性換気障害：気道の閉塞により，酸素を取り込む能力と二酸化炭素を排出する能力が低下するため，peak $\dot{V}O_2$が低下します。
- 間質性肺炎：肺の血流制限とガス交換の効率が低下することで，peak $\dot{V}O_2$が低下します。
- 肺気腫：肺胞が破壊されガス交換の効率が低下することで，peak $\dot{V}O_2$が低下します。
- 貧血：赤血球中のヘモグロビンが減少することで酸素運搬能力が低下するため，peak $\dot{V}O_2$が低下します。

薬剤，治療

- β遮断薬：心拍数と心収縮力を抑制することで，心拍数の増加を抑制することで，peak $\dot{V}O_2$を低下させる可能性があります。
- ペースメーカ：ペースメーカのレートレスポンス機能の有無や設定の違い，応答するセンサーの種類の

違い，心臓再同期療法（cardiac resynchronization therapy；CRT）の房室遅延（AV delay）の設定の違いは心拍出量に影響を与えるため，peak $\dot{V}O_2$ が低下する場合があります。

その他の要因
- 不安：心理的要因は自律神経反応に影響を及ぼし，呼吸回数，心拍数に影響を与えるため peak $\dot{V}O_2$ に影響を与えます。
- 努力不足：意欲などの影響により最大努力が困難な場合は，peak $\dot{V}O_2$ が低下します。

$\dot{V}CO_2$

$\dot{V}CO_2$ は，右上のパネル3，中段左のパネル4，中段の中央のパネル5の横軸で確認することができます（図1）。

パネル3は，運動負荷試験の妥当性の評価，peak $\dot{V}O_2$ の決定，ATの決定に使用します。

パネル4は，運動耐容能の評価，換気血流比の不均等分布，運動中の心拍出量の低下を確認する際に使用します（図4）。

パネル5は，ATの決定や心不全の重症度の判定に使用します。

$\dot{V}CO_2$ のグラフを見る際は，運動強度が増加するにつれて $\dot{V}CO_2$ が増加することに注目します。特に，$\dot{V}CO_2$ と $\dot{V}O_2$ の比率（ガス交換比：RERまたはR）が1を超える点や，$\dot{V}CO_2$ が最大に達するグラフの傾きは，患者の代謝状態や運動時の呼吸効率を評価するために重要です。

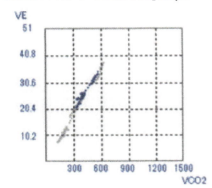

図4 パネル4：$\dot{V}E$ vs. $\dot{V}CO_2$ slope

$\dot{V}CO_2$ に影響を与える可能性のある要因

$\dot{V}CO_2$ は，代謝活動や呼吸機能に影響を与える疾患や状態によって変化します。

- 心不全：心拍出量の低下によって酸素供給が減少し，代謝が変化することで，$\dot{V}CO_2$ の増減に影響を与えます。
- 慢性閉塞性肺疾患：二酸化炭素を排出する能力が低下し，$\dot{V}CO_2$ が低くなる可能性があります。
- 薬物療法：β遮断薬など心拍数や血圧に影響を与える場合は，$\dot{V}CO_2$ の変動に影響を及ぼすことがあります。

3 実際の心臓リハビリテーションにおいてどのように使うか

$\dot{V}O_2$

運動耐容能の評価

- 初期評価：心臓リハビリテーション（心リハ）のプログラムを開始する際に，患者の peak $\dot{V}O_2$ を測定することで運動耐容能の評価をします。

・重症度の判定：peak $\dot{V}O_2$ が低いと，心疾患の重症度が高いことを示唆します。これに基づいて，治療方針や運動療法プログラムを検討します。

運動プログラムの初期決定

運動強度の設定

Peak $\dot{V}O_2$ の測定値を参考にして運動強度を決定することで，安全で効果的な運動が可能です。運動強度は，peak $\dot{V}O_2$ の一定割合（例：40〜60％）を目安にして運動を行います。より具体的な運動処方はFITT-VPに基づいて実施されます。

FITT-VPとは運動処方の原則のことをいいます。頻度（Frequency；F），強度（Intensity；I），時間（Time；T），種類（Type；T），運動量（Volume；V），漸増／改訂（Progression/revision；P）の項目を患者に応じて個々に設定します。

具体的には，週1回（F），1.5 METs（I），20分（T），ウォーキング（T），20分を4回に分けて5分ずつ行う（V），入院中の安静期間が長かったため，運動強度と時間を低強度，短時間から開始して1週間ごとに漸増して問題ないことを確認しながら適宜漸増，改訂する（P）というように設定することで，より患者の状態に即した運動処方が可能となります。

経時的モニタリングと評価

・運動療法の効果測定：運動プログラムの進行中にpeak $\dot{V}O_2$ を測定することで，患者の運動耐容能の再評価を行います。Peak $\dot{V}O_2$ の向上は，治療の効果を示す重要な指標であり，変化を認めた場合は運動処方を再設定する必要があります。

・運動療法プログラムの調整：必要に応じてプログラムを見直し，患者の運動耐容能や症状に基づいて運動の強度や種類を変更します。

患者教育とモチベーションの向上

・ゴール設定：peak $\dot{V}O_2$ を指標にして，患者との間で具体的な運動目標を設定します。明確な目標があることで，患者は自身のリハビリテーションの進捗を理解し，意欲的に取り組むことができます。

・患者教育：peak $\dot{V}O_2$ をはじめとした検査結果の説明を通じて，運動療法の重要性や運動耐容能の改善による利益について理解するきっかけとなります。理解度の向上によって，患者のリハビリテーションへの参加意欲の向上が期待できます。

・予後予測：peak $\dot{V}O_2$ は心臓病だけではなく健康な人にとっても重要な予後予測因子です。Peak $\dot{V}O_2$ が良好な患者は予後が良好である一方，低下している患者は全死亡，全再入院率などの予後指標の悪化が報告されています。現在の患者の状況を客観的に示すことで，今後の予後に応じたリハビリテーションの目標設定が可能です。

$\dot{V}CO_2$

・運動強度の決定：$\dot{V}CO_2$ と $\dot{V}O_2$ の関係（RER ＝ $\dot{V}CO_2/\dot{V}O_2$）を参考にし，運動強度を設定します。ATを超えると無酸素性のエネルギー代謝が増大するため，RERは1を超えます。おおよそ1.10〜1.15程度まで上

昇すれば，十分な運動負荷がかかったと考えられます。

・患者の進捗の評価：$\dot{V}CO_2$の変化をモニタリングすることで，患者の運動耐容能や代謝の状態を評価することができます。

💡 お役立ち豆知識

ガス交換比（RER）って何？

RERとは，身体がどれだけ効率よくエネルギーを使っているかを示す指標の一つです。RERは呼吸商，表記はRとすることもあります。二酸化炭素の排出量と酸素の摂取量の割合を表しています。

主に，運動負荷試験の実施中にはガス校正ができているか確認するときや，ATの判読時，十分な負荷を実施できたかを確認する際に活用されます。運動負荷試験中には**表3**が目安になります。

表3 RERの値の解釈

RERの目安	エネルギー代謝	酸素利用の割合	運動負荷試験中の時期
0.7	主に脂質を利用	無酸素＜有酸素	安静時，ウォームアップ
0.85	脂質と糖を利用	無酸素≦有酸素	ウォームアップ，負荷開始初期，中期
1.0以上	主に糖を利用	無酸素≧有酸素	負荷中期，後期
1.15以上	主に糖を利用	無酸素≧有酸素	負荷後期，全力での運動負荷

文献

1) 安達　仁，伊東春樹，大宮一人，ほか．運動負荷試験とその解釈と原理 原著第5版．伊東春樹 監訳．東京：ジャパンハートクラブ；2017．

2) 安達　仁，小林康之，上田正徳，ほか．CPX・運動療法ハンドブック 改訂第5版．安達　仁 編．東京：中外医学社；2023．

3) 日本循環器学会／日本心臓リハビリテーション学会．2021年改訂版 心血管疾患におけるリハビリテーションに関するガイドライン．(https://www.j-circ.or.jp/cms/wp-content/uploads/2021/03/JCS2021_Makita.pdf. 2024年8月時点)

4) Juarez M, Castillo-Rodriguez C, Soliman D, et al. Cardiopulmonary exercise testing in heart failure. J Cardiovasc Dev Dis. 2024；11(3)：70.

5) Itoh H, Ajisaka R, Koike A, et al.; Committee on Exercise Prescription for Patients (CEPP) Members. Heart rate and blood pressure response to ramp exercise and exercise capacity in relation to age, gender, and mode of exercise in a healthy population. J Cardiol. 2013；61(1)：71-8.

6) Malhotra R, Bakken K, D'Elia E, et al. Cardiopulmonary exercise testing in heart failure. JACC Heart Fail. 2016；4(8)：607-16.

7) Guazzi M, Bandera F, Ozemek C, et al. Cardiopulmonary exercise testing: What is its value? J Am Coll Cardiol. 2017；70(13)：1618-36.

A. 各種パラメータの見方・評価法

5 パネル 4：$\dot{V}E$ vs. $\dot{V}CO_2$ slope

中出泰輔

1 $\dot{V}E$ vs. $\dot{V}CO_2$ slope とは？ なぜ $\dot{V}E$ vs. $\dot{V}CO_2$ slope をみるのか？

$\dot{V}E$ vs. $\dot{V}CO_2$ slope は，換気量（$\dot{V}E$）と二酸化炭素排出量（$\dot{V}CO_2$）の比率を示す指標で，換気の効率を測るためのものです（図1）。

$\dot{V}E$ は1分間に肺に取り込まれる空気の量，$\dot{V}CO_2$ は1分間に排出される二酸化炭素の量です。つまり，1分間に二酸化炭素を排出するのにどれくらい肺に空気を取り込まないといけないかということです。この比率が高いほど，換気が効率的でないことを示します。特に，心不全や肺疾患の患者にとって重要な指標となります。

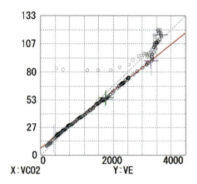

図1 パネル 4：$\dot{V}E$ vs. $\dot{V}CO_2$ slope

お役立ち豆知識

$\dot{V}E/\dot{V}CO_2$

運動強度が上がると $\dot{V}E/\dot{V}CO_2$ は一時的に低下し，さらに高強度になり「呼吸代償開始点」に達すると再び上昇します。

2 グラフはここだけ見ればいい

$\dot{V}E$ vs. $\dot{V}CO_2$ slope の臨床的意義：換気効率の測定

$\dot{V}E$ vs. $\dot{V}CO_2$ slope は，換気血流不均衡があるかどうかを確認するための指標です。私たちが呼吸をすると，空気が肺に入り，そこで酸素が血液に取り込まれて体中に運ばれます。このとき，肺の中で「空気の流れ」と「血液の流れ」がバランスよく働くことが大切です。しかし，肺の一部にたくさん空気が入っても，その部分に十分な血液が流れていなかったり，逆に血液が流れていても，そこに空気があまり入ってこないことがあります。こうなると，体は必要な酸素を十分に取り込むことができなくなります。つまり，$\dot{V}E$ vs. $\dot{V}CO_2$ slope が高い場合，この換気血流不均衡が起きている可能性があり，心疾患や肺疾患があるかもしれないと判断できます。

まとめ

$\dot{V}E$ vs. $\dot{V}CO_2$ slope は，ガス交換の効率を評価するための重要な指標です。心肺運動負荷試験（CPX）で得られるこのデータは，心疾患や肺疾患の重症度および予後を評価するのに役立ちます。

Ⅱ 心肺運動負荷試験の結果の活用

A. 各種パラメータの見方・評価法

6 パネル 5：V-slope

中出泰輔

1 V-slope とは？ なぜ V-slope をみるのか？

　嫌気性代謝閾値（AT）を見つけるうえで最も簡単な方法にV-slope法があります。運動強度が増すにつれて体がどのようにエネルギーを生成しているかを把握しておけば，なぜこの方法でATを見つけることができるのかがわかります。まず，運動強度ごとにどのようなエネルギー生成（代謝）をするのかをみていきましょう。

初期段階（低強度運動）

　運動の初期段階では，体は主に好気的な代謝を利用してエネルギーを生成します。言い換えれば，運動レベルが低いので，それに見合う酸素が十分確保できている状態です。好気的な代謝の状態では，吸った酸素に対して吐き出す二酸化炭素の量はほぼ一定なので，酸素摂取量（$\dot{V}O_2$）と二酸化炭素排出量（$\dot{V}CO_2$）はほぼ等しい割合で増加していきます。吸った酸素の量が多ければ，その分同じだけの二酸化炭素を吐き出し，ATPをどんどん生成していきます。そのため，横軸に$\dot{V}O_2$を，縦軸に$\dot{V}CO_2$をとったグラフを作成すると，$\dot{V}O_2$：$\dot{V}CO_2$が約1：1の割合，グラフの角度でいうと約45°で上昇していくわけです。低強度の運動をしている際は，この直線的な関係（S1）がみられます（**図1**）。

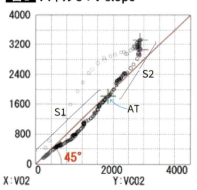

図1 パネル5：V-slope

緑色の十字がATのポイントです。ATに至るまでの部分がS1，AT以降がS2となります

AT以降の運動レベル（高強度運動）

　運動強度が増すと，好気性代謝だけではエネルギー需要を満たせなくなり（ATPの生成が間に合わない），嫌気的代謝に頼ることになります。嫌気的代謝で生成される乳酸は，体内で二酸化炭素になるため，さらに多くの$\dot{V}CO_2$が生じます。好気的代謝でエネルギー需給が成り立っていたときは，吸う酸素の量に対して吐く二酸化炭素の量が一定でしたが，運動強度が増すにつれて多くのATPが必要になったため，好気的代謝ではまかないきれずに嫌気的代謝にも依存せざるをえなくなります。嫌気的代謝では好気的代謝と比べてATPが早く生成されますが，その分，乳酸が生成されてそこから二酸化炭素が産生されるため，$\dot{V}O_2$：$\dot{V}CO_2$の割合が1：1ではなくなります。

A-6 ｜ パネル5：V-slope

2 グラフはここだけ見ればいい

　グラフで見ると，嫌気的代謝の増加によって$\dot{V}CO_2$の増加率が$\dot{V}O_2$の増加率を上回り始め，プロットの傾きが急激に増加します（S2段階）。この傾きが出現するポイントをATと特定します。

MEMO

Ⅱ 心肺運動負荷試験の結果の活用

A. 各種パラメータの見方・評価法

7 パネル 6：$\dot{V}E/\dot{V}CO_2$，$\dot{V}E/\dot{V}O_2$ の トレンドグラフ

関 知嗣

1 $\dot{V}E/\dot{V}CO_2$，$\dot{V}E/\dot{V}O_2$ とは？ なぜ $\dot{V}E/\dot{V}CO_2$，$\dot{V}E/\dot{V}O_2$ をみるのか？

$\dot{V}E/\dot{V}O_2$ および $\dot{V}E/\dot{V}CO_2$ は，1 L の O_2 および CO_2 をそれぞれ排出するために必要な換気量を評価する指標です。この値が高いほど換気効率が悪いことを示します。また，換気血流不均衡などの評価にも使われますが，本書ではその詳細については触れないため成書を参照してください。

2 グラフはここだけ見ればいい（図 1）

$\dot{V}E/\dot{V}O_2$

$\dot{V}E/\dot{V}O_2$ は，嫌気性代謝閾値（AT）に達すると低下から上昇に転じます。そのため V-slope 法と組み合わせて AT を決定する際に用いられます。また，ウォームアップ中に $\dot{V}E/\dot{V}O_2$ が $\dot{V}E/\dot{V}CO_2$ より高値の場合，すでに AT を超えていることを示しています。

$\dot{V}E/\dot{V}CO_2$

$\dot{V}E/\dot{V}CO_2$ は，呼吸代償開始点（RCP）に達すると低下から上昇に転じます。また，$\dot{V}E/\dot{V}CO_2$ の最低値は心不全の重症度評価にも利用され，高値であるほど予後不良といわれています[1]。

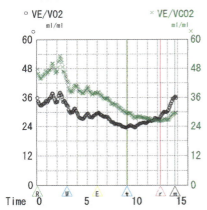

図1 $\dot{V}E/\dot{V}O_2$，$\dot{V}E/\dot{V}CO_2$ トレンドグラフ
（筆者自身の CPX 測定データより）

文献
1) Myers J, Arena R, Oliveira RB, et al. The lowest VE/VCO₂ ratio during exercise as a predictor of outcomes in patients with heart failure. J Card Fail. 2009; 15(9): 756-62.

A. 各種パラメータの見方・評価法

パネル7：TV/V̇E

村田　誠

1 TV/V̇Eとは？　なぜTV/V̇Eをみるのか？

　9パネルの7番目にあたるパネル7（**図1**）は，主に換気や呼吸様式の異常を見極める検査です。パネル7は横軸に分時換気量（V̇E）を，縦軸に一回換気量（TV）を設定しています。

　例えば，TVが多い呼吸をすると，縦方向に比較的高く伸びるグラフを描きます（**図2a**）。一方，過呼吸のような回数の早い呼吸をすると，グラフは横に長く伸びます（**図2b**）。

　事前に呼吸機能検査をしておくとよいでしょう。特に，労作時息切れ精査目的のCPXであることが判明している場合は必須にしましょう。

図1 パネル7：TV/V̇E

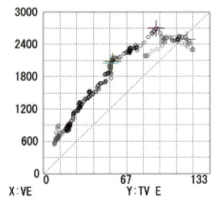

図2 呼吸様式の違いによるグラフの形状の差

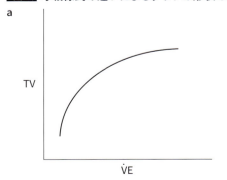
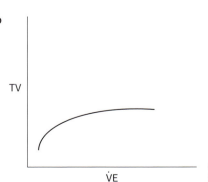

a：TVが多い呼吸様式
b：浅く速い呼吸様式

105

2 グラフはここだけ見ればいい

呼吸機能検査では，最大努力換気量（MVV），最大吸気量（IC），肺活量（VC）を参照し，**図3a**のようにパネル7に線を引きます。

MVV−Peak V̇E（最高分時換気量）のことを，呼吸予備能（breathing reserve；BR）といいます。肺疾患のうち，閉塞性換気障害が著しい場合，呼吸予備能＜11または18 L/minとなります（**図3b**）。また拘束性換気障害の場合は，呼吸予備能低下に加えて，Peak TV（最高一回換気量）÷IC＞0.85または0.80となります（**図3c**）。

図3 息切れの鑑別方法：breathing reserve（呼吸予備能）

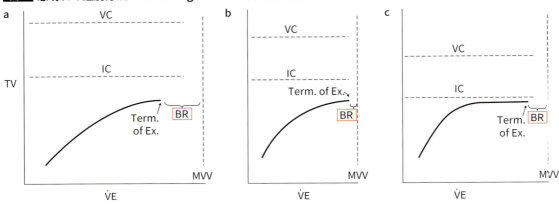

VC：vital capacity（肺活量），Term. of Ex.：運動終了時点，BR：breathing reserve（呼吸予備能）

a：健常者
b：閉塞性換気障害。MVV（最大努力換気量）− peak VE（最高分時換気量）＜ 11 or 18 L/min
c：拘束性換気障害。PeakTV（一回換気量）÷ IC（最大吸気量）× 100 ≧ 0.85 or 0.85

（p.10 図12再掲，文献1を参考に作成）

文献
1) Wasserman K. Principles of Exercise Testing & Interpretation, 3 rd ed. Philadelphia: Lippincott Williams & Wilkins; 1999 . xv, 556 p. p.

Ⅱ 心肺運動負荷試験の結果の活用

A. 各種パラメータの見方・評価法

9 パネル8：ガス交換比（R）

中出泰輔

1 ガス交換比（R）とは？ なぜRをみるのか？

　ガス（呼吸）交換比（RER，またはR）とは，私たちが呼吸するときに体がどれだけ酸素を取り入れ，どれだけ二酸化炭素を吐き出すかの比率を示す数値です．言い換えれば，$\dot{V}CO_2/\dot{V}O_2$となります．安静時におけるRは，体がどのようなエネルギー源［糖質（炭水化物），脂肪，蛋白質］を使っているかを教えてくれます．Rの値が1なら主に糖質をエネルギー源として使っており，1より小さい値（0.7や0.8など）なら脂肪や蛋白質も一緒に使っていることを示します（**図1**）．CPX中にこれがどのように役に立つのかみていきましょう．

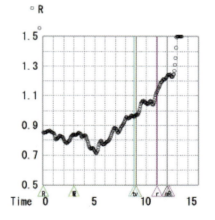

図1 パネル8：ガス交換比（R）

- 安静時：Rが0.7未満，もしくは1を超える場合はマスクからの呼気漏れ，呼気ガス分析器の校正が正しくできているか確認しましょう
- 運動中：Rが1.1を超えたら十分な負荷がかかったと判断します

2 グラフはここだけ見ればいい

本当にこのまま負荷をかけていいのか？

　CPXは患者に症候限界まで負荷をかける検査です．つまり，心電図とは異なり，何度も同じ日に検査をすることができません．症候限界まで負荷をかけたにもかかわらず，「機器のトラブルやマスクがずれていたので，検査結果の評価ができませんでした．すみません，テヘ」なんて言った日には患者は怒ってしまいます．CPXを行う前に，マスクの漏れがないか，呼気ガス分析器の校正ができているかを確認することが，最も重要なポイントの一つです．運動負荷をかける前にRをみることで，呼気ガス分析器の校正がきちんとできているかを確認できます．安静時のRが0.7未満，もしくは1を超える場合は不自然です．この場合は患者が意図的に過換気をしているか，呼気ガス分析器の不具合，サンプルチューブの詰まり，マスクの漏れが考えられます．そのようなときは検査を続行せず，マスクの空気漏れがないか，校正をし直すかなどの対応をしてください．

十分な負荷がかかっているか？

　運動耐容能を評価するには，患者に十分な負荷がかかっているかが極めて重要になります。例えば，本当は運動耐容能が正常の人でも，「今日はそんな気分じゃない」「ちょっとやる気が起きない」などの理由で，その人にとって十分に負荷がかかる前に足を止めてしまうとどうなるでしょうか？　そのような状態でも，運動耐容能低下といってしまっていいのでしょうか？　運動耐容能を評価するうえで，検査をする人間が患者に対して十分な負荷をかけたかどうかが大前提です。十分に負荷をかけて，患者のポテンシャルをしっかり引き出したうえで運動耐容能が低下していた場合に，初めて「運動耐容能低下」と診断することができます。この"十分に負荷をかけたかどうか"を検査中および検査後に判断するために，Rが役立ちます。

　運動生理学の観点からみてみましょう。"十分に運動負荷がかかった"というのは，運動生理学的にどのレベルでしょうか？　解糖系が働くぐらいまで負荷がかかったかどうかです。言い換えると，好気性代謝で作られるアデノシン三リン酸（ATP）だけでは補いきれず，解糖系によるATP生成の経路を使用しなくてはならないレベルまで負荷をかけた場合，初めて十分な負荷をかけたことになります。では，そのときの酸素摂取と二酸化炭素の排出は，どのような割合になるのでしょうか？　基本的に低強度の負荷では，吸った酸素に対して吐く二酸化炭素の割合は，1：1程度もしくはそれ以下です。つまり，R($\dot{V}CO_2/\dot{V}O_2$)は1未満のはずです。しかし，ある程度の負荷がかかってくると，この好気的代謝では賄いきれず，嫌気的代謝にも頼らないといけなくなるので，解糖系が加わることで，さらに迅速にATPを作ろうとします。この際にピルビン酸が乳酸と変わってATPを作るわけですが，乳酸がどんどん二酸化炭素に変換されるので，吸った酸素の量よりも二酸化炭素が排出されます。つまり，Rが1を超えていくわけです。一般的にはRが1.1を超えた場合に，十分な負荷がかかったと判断します。Rが1未満で足が止まりそうになった場合は，検査中止基準に該当しなければ，患者に「頑張って」「今一番しんどいところですが，もうひと踏ん張りですよ」と声をかけてあげるとよいかもしれません。

　Rが1.1を超える負荷をかけることができた場合，もちろん科学的に運動耐容能を評価できますし，患者に「お疲れ様でした」「よく頑張ってくれましたね，おかげできちんと評価することができます」とねぎらいの言葉をかけてあげてください。

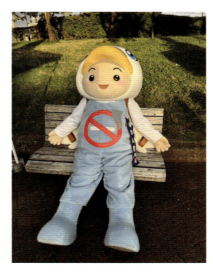

（一般社団法人日本循環器学会　禁煙啓発キャラクター　すわん君，許可を得て掲載）

A. 各種パラメータの見方・評価法

10 パネル9：$ETCO_2$，ETO_2 のトレンドグラフ

村田　誠

1 $ETCO_2$，ETO_2 とは？　なぜ $ETCO_2$，ETO_2 をみるのか？

9パネルの最後にあたるパネル9は，横軸に時間（min）を，縦軸に呼気終末二酸化炭素分圧（$PETCO_2$，mmHg）と呼気終末酸素分圧（$PETO_2$，mmHg）をとったグラフです．両者をmmHgではなく％で表す場合もあります．この場合は$ETCO_2$（end-tidal CO_2，％）とETO_2（end-tidal O_2，％）で表記されます．まずは皆さんの施設の設定を確認してみてください．

mmHgと％は，心肺運動負荷試験（CPX）時の気圧がわかれば次の換算式で変換が可能です．気圧がわからなければ，CPXを行った施設にできるだけ近い気象台情報を参考にする方法もあります．

$$PETCO_2 =（気圧〈hPa〉× 760/1,013 - 47）× ETCO_2/100$$

ここでは，$ETCO_2（O_2）$と$PETCO_2（O_2）$は同じものとして扱うこととします．

2 グラフはここだけ見ればいい

$ETCO_2$

Ramp負荷試験中の$ETCO_2$の注目点は2つあります．**図1**では緑色のプロットが$ETCO_2$ですが，$ETCO_2$のグラフの形と最大値に着目します．

$ETCO_2$のグラフの形

通常$ETCO_2$は，負荷開始から呼吸性代償開始点（RCポイント）まで上昇し，その後低下に転じます．つまり，上昇して下降する上に凸のグラフとなります．しかし，肺高血圧症の悪化に従い，増加どころか安静時が最高値となり，運動開始とともに低下に転じることがあります（**図2**）．さらに肺高血圧症が悪化し，例えば卵円孔から右左シャントなった場合，右左シャント発生時から急激な$ETCO_2$の低下を認めます．（**図3**）．

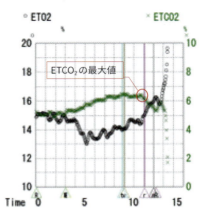

図1 パネル9：$ETCO_2$，ETO_2 のトレンドグラフ

図2 肺高血圧症の重症度とPETCO₂の関係

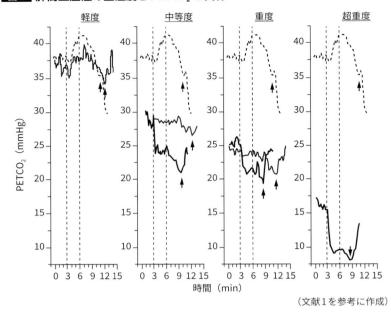

（文献1を参考に作成）

図3 原発性肺高血圧症症例における右左シャントの有無によるPETCO₂の変化

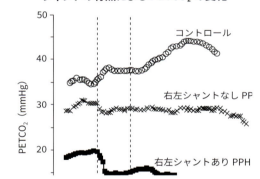

PPH：primary pulmonary hypertension（原発性肺高血圧症）
（文献2を参考に作成）

ETCO₂の値

　Matsumotoら[3]の報告のとおり，ETCO₂のほぼ最大値であるRCポイントにおけるPETCO₂（**図1**赤丸）は，運動中のpeakの心係数（cardiac index；CI）に相関することが知られています（**図4**）。PeakのCIは高値であるほうがよく，PETCO₂は高値であることが望ましいです。

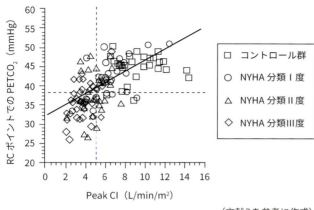

図4 心疾患患者と健常者における RC ポイントでの PETCO₂ と peak CI の関係

（文献3を参考に作成）

ETO₂

ETO₂について指摘することは少ないですが，嫌気性代謝閾値（AT）の判断時にV-slope法や$\dot{V}E/\dot{V}O_2$の上昇開始点を用いることが一般的です。$\dot{V}E/\dot{V}O_2$の上昇開始点はパネル6で判断しますが，このときETO₂も上昇開始点となっていることが多く，AT決定の判断材料（補助的役割）となります（**図5**）。

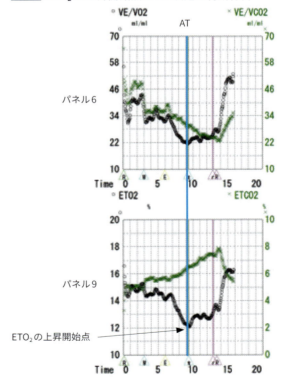

図5 ETO₂ の上昇開始点は AT 決定の判断材料

文献

1) Yasunobu Y, Oudiz RJ, Sun XG, et al. End-tidal PCO₂ abnormality and exercise limitation in patients with primary pulmonary hypertension. Chest. 2005; 127(5): 1637-46.
2) Sun XG, Hansen JE, Oudiz RJ, et al. Gas exchange detection of exercise-induced right-to-left shunt in patients with primary pulmonary hypertension. Circulation. 2002; 105(1): 54-60.
3) Matsumoto A, Itoh H, Eto Y, et al. End-tidal CO₂ pressure decreases during exercise in cardiac patients: association with severity of heart failure and cardiac output reserve. J Am Coll Cardiol. 2000; 36(1): 242-9.

Ⅱ 心肺運動負荷試験の結果の活用

A. 各種パラメータの見方・評価法

11 各パラメータを臨床にどう活かすか？

村田　誠

1 CPXの結果の評価方法

Step 1：CPXのクオリティの判断

　CPXを評価するうえで最も大切なことは，しっかりと高いクオリティで検査が施行できているかどうかです。クオリティが低いCPXの場合，評価は困難です。クオリティは，9パネルのパネル1「$\dot{V}E$」，パネル3「$\dot{V}O_2$，$\dot{V}CO_2$」，パネル8「ガス交換比（R）」を見ると判断できます（**図1**，**表1**）。

　パネル1では，運動中にマスクの漏れがあると$\dot{V}E$が低下します。通常，検査開始から終了にかけて$\dot{V}E$は漸増していくので，これを確認します。最も大切なピークの付近で被検者が首を振るなどして，マスクからの空気漏れが起きやすくなります（p.73，**図25**参照）。

　パネル3では，安静時の$\dot{V}O_2$に着目しましょう。通常，体重が大きいほど安静時の$\dot{V}O_2$も増大しますが，一般的には200〜500 mL/minの範囲に収まります。この範囲に入っていない場合は，安静時の校正がずれている可能性があり，その後の$\dot{V}O_2$なども正確に測れていない可能性が示唆されます。

　最後にパネル8ですが，安静時のRは0.83〜0.84を中心として，少なくとも0.71〜1.00の間にあるはずです。この範囲外の場合は，やはり校正が正確でない可能性があります。また，運動のピークは，ガイドラインによるとPeak R 1.10以上であれば亜最大までの負荷をかけたと認定され，少なくとも評価してよいCPXと考えます。もしそうでない場合は，なぜ途中で検査を止めたか，理由を確認する必要があります。

図1 CPXのクオリティの判断で評価するパネル

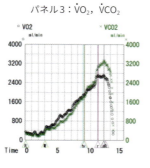
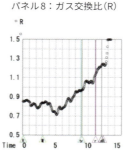

表1 CPXのクオリティの判断

- パネル1：空気漏れの有無
- パネル3：安静時$\dot{V}O_2$の確認
- パネル8：安静時RとPeak Rの確認

Step 2：Peak $\dot{V}O_2$ とATの決定

次に，パネル3，パネル5「V-slope」，パネル6「$\dot{V}E/\dot{V}CO_2$，$\dot{V}E/\dot{V}O_2$のトレンドグラフ」，パネル8，パネル9「$ETCO_2$，ETO_2のトレンドグラフ」から，<mark>Peak $\dot{V}O_2$ とATを決定し，運動耐容能を検討しましょう（図2）</mark>。

図2 Peak $\dot{V}O_2$ とATの決定で評価するパネル（パネル3と8は図1参照）

パネル5：V-slope   パネル6：$\dot{V}E/\dot{V}CO_2$，$\dot{V}E/\dot{V}O_2$のトレンドグラフ   パネル9：$ETCO_2$，ETO_2のトレンドグラフ

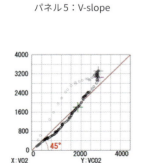
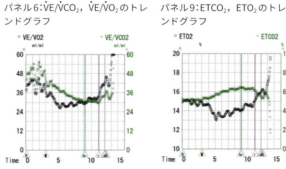
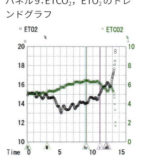

Step 3：運動中の心機能評価

続いて，パネル2「$\dot{V}O_2/HR$，HR」，パネル4「$\dot{V}E$ vs. $\dot{V}CO_2$ slope」，パネル6，パネル9から，運動中の心機能を評価します（図3，表2）。

図3 運動中の心機能評価で確認するパネル（パネル6と9は図2参照）

パネル2：$\dot{V}O_2/HR$，HR   パネル4：$\dot{V}E$ vs. $\dot{V}CO_2$ slope

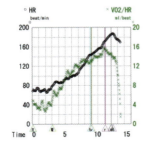
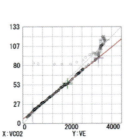

表2 CPXによる心機能評価

・パネル2：HR，O_2 pulse（SV）
・パネル4・6：$\dot{V}E$ vs. $\dot{V}CO_2$ slope（CO），minimum $\dot{V}E/\dot{V}CO_2$（CO）
・パネル9：$PETCO_2$ at RC point（CI）

SV：stroke volume（一回拍出量）
CO：cardio output（心拍出量）
CI：cardiac index（心係数）

Step 4：肺機能の評価

最後に，運動中の肺機能をパネル7「$TV/\dot{V}E$」で評価します（図4，表3）。

表3 呼吸機能の評価

MVV（最大努力換気量）－peak $\dot{V}E$（最高分時換気量）＜ 11 or 18 L/min → 閉塞性換気障害
Peak TV（一回換気量）÷IC（最大吸気量）≧ 0.85 or 0.85 → 拘束性換気障害

図4 肺機能の評価で確認するパネル
パネル7：$TV/\dot{V}E$

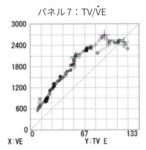

2 まとめ

図5に，Step1〜4それぞれで確認・使用するパネルを示しました．各Stepに準じて，それぞれのパネルを評価していくと，CPX全体の評価がしやすくなります．

図5 CPXの評価：各Stepで見るパネル

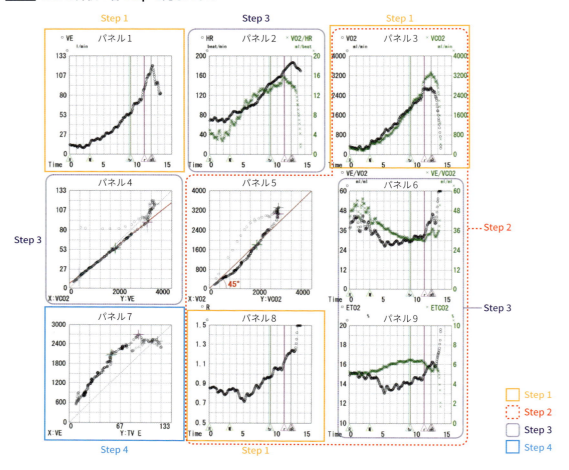

B. 運動処方

1 トレーニングの原則

木田圭亮

> **ここがポイント**
> 1. 運動療法のリスクの層別化（クラスA〜D）を把握し，安全な心臓リハビリテーションを実施する。
> 2. 運動療法の積極的禁忌，相対的禁忌を理解し，運動療法の適応を判断する。
> 3. 運動療法の中止基準は，患者の主観的な要素と医療従事者がみた客観的な要素の両面から判断する。

　運動療法は心臓リハビリテーション（心リハ）の中軸であり，そのなかでも運動処方は薬物治療の処方箋と同じく治療内容そのものであり，運動処方のために心肺運動負荷試験（CPX）を実施するといっても過言ではありません。

　薬剤の処方では用量が少なければ効果も少なく，多ければ効果はあるかもしれないが，その一方で副作用の懸念が生じます。また，薬剤そのものの薬効も重要ですが，薬を飲む患者側の状態も重要です。つまり，年齢や性別，体重（体格），腎機能や肝機能など，循環器領域ではこれらに加えて血圧や心拍数，病状など，さまざまな条件によって処方量を調整します。

　まずはトレーニングの原則を知り，有効かつ安全な運動プログラムが作成できるようにしていきましょう。

1 リスクの層別化

　トレーニングはトレーニング前からすでに始まっています。運動負荷試験の実施でも同様ですが，いかに安全に実施するかが心リハには求められます。運動療法のリスクを対象者の疾患重症度や臨床的特徴，運動耐容能，既往歴などによって4つのクラス（A〜D）に分け，クラスごとに活動，監視の必要性，心電図と血圧モニタリングの指針を示しています[1]。そのなかでも心リハに関連するのは，クラスB以降になります。

クラスA

　通常の保険診療でCPXや心リハをすることは想定されません。ただし，腫瘍循環器リハビリテーションなど当時発表された時代には想定していない領域も登場しており，時代に合わせた見直しがされる可能性はあります（**表1**）。

表1 運動療法のリスク分類

クラスA(外見上は健康な人)	
対象者	このクラスには，以下が含まれる A-1：小児，青年，男性＜45歳，症状のない，または心臓病がない，または主要冠動脈危険因子がない閉経前の女性 A-2：男性≧45歳，閉経後の女性で心臓病の症状や存在がない．もしくは2つ未満の主要冠動脈危険因子がある A-3：男性≧45歳，閉経後の女性で心臓病の症状や存在がない．もしくは2つ以上の主要冠動脈危険因子がある ＊クラスA-2，特にクラスA-3に分類される人は，激しい運動をする前に健康診断を受け，場合によっては医学的に管理された運動負荷試験を受けることが推奨される．
活動のガイドライン	基本指針以外は制限なし
監視の必要性	不要
心電図と血圧モニタリング	不要

クラスB(激しい運動による合併症のリスクは低い安定した心血管疾患があるが，外見上は健康な人に比べてわずかに大きいリスクがある)	
対象者	このクラスには，以下の診断のいずれかに該当する個人が含まれる 1.冠動脈疾患(心筋梗塞，冠動脈バイパスグラフト，経皮的冠動脈インターベンション，狭心症，運動負荷検査異常，および冠動脈造影異常)；病状が安定しており，以下の臨床的特徴を有する患者を含む． 2.弁膜症性心疾患(重度の狭窄症または逆流症を除く)で，以下のような臨床的特徴を有するもの 3.先天性心疾患；先天性心疾患患者のリスク層別化は，第27回ベセスダ会議※勧告に従う 4.心筋症：LVEFが30%以下；以下に示すような臨床的特徴を有する安定した心不全患者を含む．肥大型心筋症または最近の心筋炎は除く 5.クラスCに概説されている高リスク基準のいずれにも該当しない運動負荷検査異常
臨床的特徴	(以下のすべてを含む必要がある) 1.NYHA心機能分類IまたはII 2.運動能力＞6MET 3.心不全がない 4.安静時または6MET以下の運動負荷試験で心筋虚血または狭心症を認めない 5.運動時に収縮期血圧の適切な上昇を認める 6.安静時または運動時の持続性心室頻拍または非持続性心室頻拍を認めない 7.活動の強度を自己監視する十分な能力
活動のガイドライン	主治医の承認と資格を持った人による運動処方で，活動は個別化されるべきである
監視の必要性	医学的な監視は運動処方初期のセッションで効果的である． 運動処方初期以外のセッションでは，適切なトレーニングを受けた医療従事者以外の者による監督が必要． 医療従事者は，高度心臓救命処置(ACLS)のトレーニングを受け，認定されている必要がある． 医療従事者以外の者は，基本的なライフサポート(心肺蘇生法を含む)のトレーニングを受け，認定を受けていなければならない．
心電図と血圧モニタリング	運動処方初期のトレーニング中に有用

クラスC＊(運動中の心疾患のリスクが中等度から高度，活動の自己管理ができない，推奨される活動レベルを理解できない)	
対象者	このクラスには，以下の診断のいずれかに該当する個人が含まれる 1.以下の臨床的特徴を有する冠動脈疾患 2.以下のような臨床的特徴を有する重度の狭窄または逆流を除く弁膜症性心疾患 3.先天性心疾患；第27回ベセスダ会議の勧告に従って，先天性心疾患患者のリスク層別化を行うべき 4.心筋症：LVEFが30%以下．以下に示すような臨床的特徴を有するが，肥大型心筋症または最近の心筋炎ではない心不全を有する安定した患者を含む 5.コントロールが不十分な複雑な心室性不整脈

(次ページに続く)

表1 運動療法のリスク分類（つづき）

臨床的特徴	（以下のいずれか） 1. NYHA心機能分類IIIまたはIV 2. 運動負荷検査の結果 3. 運動耐容能＜6 MET 4. ＜6 METの運動強度で狭心症または虚血性ST低下 5. 運動中の収縮期血圧が安静時より低下 6. 運動時の非持続性VT 7. 以前に心停止のエピソードがある（すなわち，急性心筋梗塞の最中や心臓手術中に心停止は起こらなかったが）． 8. 生命を脅かす可能性があると医師が考えている医学的な問題がある
活動のガイドライン	主治医の承認と資格を持った人による運動処方で，活動は個別化されるべきである
監視の必要性	安全性が確立されるまで，すべてのセッションで，医学的な監視を行う．
心電図と血圧モニタリング	安全性が確立されるまで，運動セッション中は継続的に行う
クラスD**（活動制限のある不安定な疾患）	
対象者	この分類には，次のいずれかに該当する個人が含まれる 1. 不安定な冠動脈疾患 2. 重症で症状のある弁膜症性心疾患 3. 先天性心疾患；先天性心疾患患者におけるエクササイズコンディショニングを禁止するリスクの基準は，第27回ベセスダ会議※の勧告に従うべきである． 4. 代償されていない心不全 5. コントロールされていない不整脈 6. 運動によって悪化する可能性のあるその他の病状
活動のガイドライン	コンディショニングを目的とした活動は推奨されない． 注意は，患者の治療とクラスC以上に回復させることに向けられるべきである． 日常生活動作は，患者の主治医による個別の評価に基づいて処方されなければならない．

*：監督下での一連の運動セッションを正常に終了したクラスCの患者は，所定の強度での運動の安全性が，適切な医療従事者によって十分に確認されていることと，患者が自己監視能力を実証することを条件に，クラスBに再分類することができる
**：コンディショニングを目的とした運動は薦められない

（日本循環器学会/日本心臓リハビリテーション学会. 2021年改訂版 心血管疾患におけるリハビリテーションに関するガイドライン. https://www.j-circ.or.jp/cms/wp-content/uploads/2021/03/JCS2021_Makita.pdf. 2024年8月閲覧）
※筆者注：表1内に記載の第27回ベセスダ会議は，正しくは第36回ベセスダ会議となります。

クラスB

　従来の心リハで想定されている患者層になります（**表1**）。ガイドラインに記載されている先天性心疾患患者のリスク層別化は，第27回ベセスダ会議勧告に従うとありますが，元の論文の表を確認しても異なる論文が引用されていて，先天性心疾患ではなく虚血性心疾患でした[2]。

　先天性心疾患に関するリスク層別化については，文献3を参考にしましょう。

　しかも第27回ベセスダ会議ではなく，第36回です。しっかりと元の論文まで確認することの重要性を再認識しました。

　また，ACLSはアメリカ心臓協会（American Heart Association；AHA）が提供している蘇生教育コースで，二次心肺蘇生法のことです。一般に二次救命処置ともよばれています。病院などの医療施設において医師を含む医療従事者のチームによって行われる心肺蘇生法であり，基本の心肺蘇生法（cardiopulmonary resuscitation；CPR，気道確保・人工呼吸・心臓マッサージ）とともに，気管挿管などの確実な気道確保と高濃度酸素投与，電気的除細動，静脈路確保と薬物投与を主体とした手技によりなされる高度な処置です。以前までACLSはadvanced cardiac（心臓）life supportの略称で，心停止に対する一次救命処置（BLS）に続

く二次救命処置として，かなり心停止の治療に重きが置かれた内容の標準化教育でした。しかし，心停止のみの対応を習得するだけでは救命対応は不十分だと考え直され，ガイドライン2000以降のACLSはadvanced cardiovascular（心血管）life supportの名称に変わりました。

クラスC

運動耐容能6METsが一つの基準であり，心リハへ参加する患者の多くが該当します。これらの基準からも，CPXを実施する必要性を感じます（**表1**）。

クラスD

最もハイリスクなクラスであり，主には入院中，特に急性期の患者が該当します（**表1**）。原疾患の治療を優先して，クラスCの段階になってから心リハを本格的に始動します。後述する積極的な運動療法が禁忌となる疾患・病態，積極的な運動療法が禁忌でない疾患・病態についてもセットで理解しておきましょう。

2　運動療法の保険適用疾患

心血管疾患リハビリテーションの保険適用の疾患は，現状では次に示す5つの疾患群です。保険適用の疾患であっても，病態や状況によっては運動療法が禁忌となるものがあるので，併せて理解しておきましょう。

1. 冠動脈疾患：急性心筋梗塞，狭心症が含まれ，残存狭窄や冠動脈カテーテル治療施行の有無は問いません。また，冠動脈バイパス術も保険適用です。
2. 心不全：保険適用となるのは慢性心不全のうち，①左室駆出率40％以下，②血液検査でBNP 80 pg/mL以上またはNT-proBNP 400 pg/mL以上，③心肺運動負荷試験（CPX）における最高酸素摂取量80％以下，のいずれかの条件を満たすことが必要です。さらに，心不全の最重症患者に対する植込型補助人工心臓（ventricular assist device；VAD）装着後，心臓移植後も適応になります。上記の3条件のいずれかを満たすことで，不整脈，デバイス植込み後や肺高血圧症も保険適用です。
3. 弁膜症：弁膜症手術後だけではなく，大動脈弁狭窄症に対する経カテーテル大動脈弁留置術（transcatheter aortic valve implantation；TAVI）後も保険適用です。
4. 大血管疾患：大動脈解離，大血管術後，ステントグラフト内挿入術後が保険適用です。
5. 末梢動脈疾患：末梢動脈閉塞性疾患であって，間欠性跛行を呈する（Fontaine分類II以上）状態のものが保険適用です。

保険適用に関して，CPXに関連する疾患は心不全のみになりますが，運動耐容能を評価するという点において重要な位置づけになっています。ただし，現状でこれだけ高齢心不全患者が増加しており，さらにそのような患者の多くは左室駆出率の保たれている心不全（HFpEF）が多く，実臨床とのギャップが大きいことも事実です。また，保険適用に含まれていないからといって，運動療法をしなくてよい，もしくはし

てはいけないわけではないことも理解が必要です。特に，高血圧，糖尿病，肥満，脂質異常症などの心不全ステージAに該当する患者層，一次予防という観点では，運動は大変重要になります。

 ## 積極的な運動療法が禁忌となる疾患・病態

　積極的な運動療法が禁忌となる疾患・病態（絶対的禁忌）は，運動によって虚血，心不全，不整脈，病状を悪化させる可能性が極めて高いだけではなく，運動中に致死的な心事故を引き起こす可能性が高いため，積極的な運動療法は絶対的禁忌となります（**表2**）。

　一方で，運動療法をせずに安静や長期臥床が長期間になるとサルコペニア・フレイルを助長させるので，薬物療法や手術など治療介入を優先したうえで，運動療法が絶対的禁忌となる疾患・病態から早期に脱却し，運動療法を開始することが重要です。

　重症大動脈弁狭窄症や重症の左室流出路狭窄は運動により圧較差がさらに大きくなり，血行動態を悪化させるので，症候性の重症大動脈弁狭窄症であれば大動脈弁置換術もしくはTAVIなどの治療介入をして，

表2　積極的な運動療法が禁忌となる疾患・病態

絶対的禁忌
1. 不安定狭心症または閾値の低い（平地のゆっくり歩行[2 MET]で誘発される）心筋虚血
2. 過去3日以内の心不全の自覚症状（呼吸困難，易疲労感など）の増悪
3. 血行動態異常の原因となるコントロール不良の不整脈（心室細動，持続性心室頻拍）
4. 手術適応のある重症弁膜症，特に症候性大動脈弁狭窄症
5. 閉塞性肥大型心筋症などによる重症の左室流出路狭窄
6. 急性の肺塞栓症，肺梗塞および深部静脈血栓症
7. 活動性の心筋炎，心膜炎，心内膜炎
8. 急性全身性疾患または発熱
9. 運動療法が禁忌となるその他の疾患（急性大動脈解離，中等症以上の大動脈瘤，重症高血圧[*1]，血栓性静脈炎，2週間以内の塞栓症，重篤な他臓器疾患など）
10. 安全な運動療法の実施を妨げる精神的または身体的障害
相対的禁忌
1. 重篤な合併症のリスクが高い発症2日以内の急性心筋梗塞[*2]
2. 左冠動脈主幹部の狭窄
3. 無症候性の重症大動脈弁狭窄症
4. 高度房室ブロック
5. 血行動態が保持された心拍数コントロール不良の頻脈性または徐脈性不整脈（非持続性心室頻拍，頻脈性心房細動，頻脈性心房粗動など）
6. 最近発症した脳卒中[*3]
7. 運動負荷が十分行えないような精神的または身体的障害
8. 是正できていない全身性疾患[*4]
禁忌でないもの
1. 高齢者
2. 左室駆出率低下
3. 血行動態が保持された心拍数コントロール良好な不整脈（心房細動，心房粗動など）
4. 静注強心薬投与中で血行動態が安定している患者
5. 補助人工心臓（LVAD），植込み型心臓電気デバイス[永久ペースメーカ，植込型除細動器（ICD），両室ペーシング機能付植込型除細動器（CRT-D）など]装着

[*1]：原則として収縮期血圧＞200 mmHg，または拡張期血圧＞110 mmHg，あるいはその両方とすることが推奨されている．
[*2]：貫壁性の広範囲前壁心筋梗塞，ST上昇が遷延するものなど．
[*3]：一過性脳虚血発作を含む．
[*4]：貧血，電解質異常，甲状腺機能異常など．

（日本循環器学会／日本心臓リハビリテーション学会．2021年改訂版 心血管疾患におけるリハビリテーションに関するガイドライン．https://www.j-circ.or.jp/cms/wp-content/uploads/2021/03/JCS2021_Makita.pdf．2024年8月閲覧）

手術後から心リハを導入します。重症の閉塞性肥大型心筋症であれば，β遮断薬などの薬物療法や経皮的中隔心筋焼灼術（percutaneous transluminal septal myocardial ablation；PTSMA）などで治療介入をして，運動療法が可能な血行動態に安定させることが当面の治療目標になります。

血栓性疾患に関しても急性期は絶対的禁忌ですが，安静はさらなる血栓形成のリスクになるので，抗凝固療法など適切な治療介入を早急にして，安全に運動療法を開始できるようにすることが重要です。

相対的禁忌（表2）も，病状によっては容易に絶対的禁忌の状況になりうるので，運動療法前の評価は非常に重要です。一方で，積極的な運動療法が禁忌でない疾患・病態もあります（表2）。

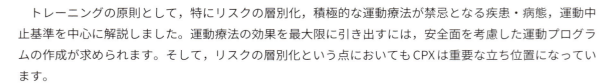

4 運動中止基準

運動療法における運動中止基準は，患者の主観的な要素と医療従事者（循環器専門医や心臓リハビリテーション指導士など）からみた客観的な要素の両面から判断すべきです。患者の病状や併存疾患，投薬内容などに応じて中止基準を設定する「相対的中止基準」と，原則的に運動を中止すべき「絶対的中止基準」に分けて考えることが望ましいです。運動療法における一般原則としての絶対的中止基準と相対的中止基準は，p.18 表5を参照してください。相対的中止基準のうち，2項目以上が同時に出現した場合は絶対的中止基準と同等と判断し，直ちに運動を中止すべきです。別項で記載されている運動負荷試験が禁忌となる疾患・病態（p.43参照）とセットで理解しておきましょう。

運動中に患者が運動の中止を希望した場合，その理由を問わず直ちに運動を中止します。また，運動中の呼びかけに対して十分な応答が得られない場合や，患者自身が危険な症状を自覚できない場合，医療従事者側が危険な状況を客観的に察知できない場合（例：心電図電極が外れるなど）でも，運動は速やかに中止します。

運動療法実施中に同一の運動強度で胸部症状（胸痛，息切れ，動悸）やその他の自覚症状（低血糖発作，不整脈，めまい，頭痛，下肢痛，強い疲労感，気分不良，関節痛や筋肉痛など）の悪化が認められた場合，特に運動強度を弱めてもこれらの自覚症状が続く場合には，運動を中止すべきです。

5 まとめ

トレーニングの原則として，特にリスクの層別化，積極的な運動療法が禁忌となる疾患・病態，運動中止基準を中心に解説しました。運動療法の効果を最大限に引き出すには，安全面を考慮した運動プログラムの作成が求められます。そして，リスクの層別化という点においてもCPXは重要な立ち位置になっています。

文献

1) 日本循環器学会／日本心臓リハビリテーション学会. 2021年改訂版 心血管疾患におけるリハビリテーションに関するガイドライン.（https://www.j-circ.or.jp/cms/wp-content/uploads/2021/03/JCS2021_Makita.pdf. 2024年8月時点）
2) Fletcher GF, Ades PA, Kligfield P, et al.; American Heart Association Exercise, Cardiac Rehabilitation, and Prevention Committee of the Council on Clinical Cardiology, Council on Nutrition, Physical Activity and Metabolism, Council on Cardiovascular and Stroke Nursing, and Council on Epidemiology and Prevention. Exercise standards for testing and training: a scientific statement from the American Heart Association. Circulation. 2013; 128(8): 873-934.
3) Graham TP Jr, Driscoll DJ, Gersony WM, et al. Task Force 2: congenital heart disease. J Am Coll Cardiol. 2005; 45(8): 1326-33.

B. 運動処方

2 運動強度，時間，頻度

木田圭亮

ここがポイント

1. 有酸素運動の強度は，心拍数，自覚的運動強度（RPE），CPX，Talk testで設定する。
2. 有酸素運動の時間は，心臓リハビリテーションの場合は1回あたり最低10分を目標とし（運動耐容能が高度に低下している場合は10分未満），1セッションごとに1〜5分ずつ徐々に持続時間を延ばす。
3. 有酸素運動の頻度は運動耐容能，運動強度，目標とする健康状態や身体機能に応じて決定する。

運動処方では，患者の個別の状態に合わせて運動強度，時間，頻度を適切に設定することが求められます。本項では，これらの概念，考え方，具体的な処方の方法について，有酸素運動とレジスタンストレーニングに分けて詳しく説明します[1]。

1 有酸素運動

運動強度（intensity）

概念

運動強度は，運動の負荷の程度を示すものであり，心臓リハビリテーション（心リハ）においては特に重要な要素です。適切な運動強度を設定することで，患者の心肺機能を向上させるとともに，過度な負荷によるリスクを回避することができます。

運動強度は主に次の3つのレベルに分類されます。

・低強度運動（3.0 METs未満）：通常の歩行や軽いストレッチなど，日常生活レベルの運動です。
・中等度強度運動（3.0 METs以上6.0 METs未満）：速歩や軽いジョギング，軽いエアロビクスなど，心拍数がやや上昇する運動です。
・高強度運動（6.0 METs以上）：激しいランニングやハイインパクトエクササイズなど，心拍数が大幅に上昇する運動です。

※METsについてはp.29を参照。

設定方法

心リハにおける運動強度の設定方法には，主に以下の方法があります。

心拍数

心拍数（HR）は，運動強度を評価するための基本的な指標です。運動中の目標心拍数は，最大心拍数（maximal heart rate；HRmax）の一定割合として設定されます。HRmaxは一般的に「220−年齢」で算出されます。

目標心拍数の設定は，

・超低強度：HRmaxの57%未満

・低強度：HRmaxの57〜63%

・中強度：HRmaxの64〜76%

・高強度：HRmaxの77〜95%

になります。

例えば，60歳の患者の場合，最大心拍数は160（220−60）/minです。

さらに簡便な設定方法として，安静時心拍数＋30/minがあります。β遮断薬投与患者では一般的に安静時だけではなく運動時の心拍数も低下するため＋20/minになりますが，これは心拍応答の個人差を無視しているため，積極的に推奨されるものではありません。最大120/min以下を許容範囲として，運動負荷試験が未施行の患者で運動負荷試験による運動処方が決定されるまでの期間内で，便宜的に使用することにとどめましょう。変時性応答不全（chronotropic incompetence；CI）を認める患者，心房細動などの不整脈を有する患者，ペースメーカ植込み例は，心拍数を基準とした処方が難しいため，適応外です。

> ⚠ **ここに注意！**
>
> ### 変時性応答不全（CI）
>
> CIは，心拍数が適切に変化しない状態を指します。通常，運動やストレスに対する心臓の反応として心拍数が増加しますが，変時性応答不全ではその反応が不十分です。心臓が身体の需要に対して適切に応答できないため，運動能力の低下や疲労感などの症状を引き起こします。CIの特徴などを**表1**に示します。
>
> **表1** 変時性応答不全の特徴ほか
>
> | 〈特徴〉 | 〈診断基準〉 |
> | --- | --- |
> | ・心拍数の不適切な上昇：運動やストレスに応じて心拍数が十分に上がらない
・最大心拍数の達成困難：予測される最大心拍数に到達しない
・安静時心拍数の異常：安静時でも心拍数が低い，または不安定 | ・運動負荷試験中に予測される最大心拍数の85%未満にしか到達しない場合
・カルボーネン法を使用して計算された目標心拍数に到達しない場合 |
> | 〈主な原因〉 | 〈治療と一般的な管理法〉 |
> | ・加齢：年齢とともに心臓の応答が低下する
・心血管疾患：虚血性疾患や心不全など
・薬剤：β遮断薬などの薬物は心拍数の増加を抑制する
・自律神経障害：糖尿病などの自律神経系の障害により心拍数の調整が不十分になる | ・生活習慣の改善：定期的な運動や健康的な食事，禁煙など
・薬物治療：β遮断薬の調整や他の薬物の使用
・ペースメーカ：重度の場合，ペースメーカの植え込みが検討されることがある
・心臓リハビリテーション：適切な運動プログラムを通じて心機能の改善を図る |

心拍数予備能

心拍数予備能（heart rate reserve；HRR）は，個々の患者に最適な運動強度を設定するための重要な指標です。心拍数予備能は，最大心拍数（HRmax）と安静時心拍数（HRrest）の差として定義されます。具体的には以下の計算式で求められます。

心拍数予備能（HRR）＝ HRmax − HRrest

【心拍数予備能の計算】

- 最大心拍数（HRmax）：一般的に220から年齢を引いた数値で計算されます（例：50歳の人の場合，HRmax ＝ 220 − 50 ＝ 170/min）。
- 安静時心拍数（HRrest）：完全にリラックスしている状態での心拍数です。これは個人差が大きいですが，通常は60〜80/minの範囲です。

【使用方法】

心リハにおいて，心拍数予備能を使用して個別の運動強度を設定するためのカルボーネン法（Karvonen method）がよく用いられます。この方法では，目標心拍数（target heart rate；THR）を以下の式で計算します。

Karvonenの式：（HRmax − HRrest）× k ＋ HRrest

k：通常（合併症のない若年急性心筋梗塞など）は0.6，高リスク例では0.4〜0.5，
　　心不全例は0.3〜0.5

例えば，合併症のない50歳の急性心筋梗塞で安静時心拍数が70/min，kが0.6の場合：
　　HRmax ＝ 220 − 50 ＝ 170
　　HRR ＝ 170 − 70 ＝ 100
　　THR ＝ 100 × 0.6 ＋ 70 ＝ 130/min

80歳の心不全で安静時心拍数が70拍/分，kが0.3の場合：
　　HRmax ＝ 220 − 80 ＝ 140
　　HRR ＝ 140 − 70 ＝ 70
　　THR ＝ 70 × 0.3 ＋ 70 ＝ 91/min

この計算により，患者の安全で効果的な運動強度を設定できます。

> 💡 お役立ち豆知識
>
> ### Martti J. Karvonen 博士（1918–2008）
> 　カルボーネン法を提唱したのは，フィンランドの生理学者 Martti J. Karvonen 博士（1918–2008）で，運動生理学と心リハの分野での業績で知られています．Karvonen 博士は個々の運動強度を計算するための方法を開発し，運動科学の"父"として，心血管系の健康維持と改善に大きく貢献しました．

自覚的運動強度（RPE）

　Borg 指数（RPE スケール）を使用して，患者が感じる運動のきつさを基に運動強度を調整する方法になります．Borg 指数は 6〜20 に設定されていますが，Borg スケールは，心拍数と相関するように設計されています．例えば，Borg スケールで「13」（ややきつい）と評価した場合，これはおおよそ 130/min の心拍数に対応します．このように，スケールの値に 10 を乗じた数値が平均的な心拍数に近い値になるようにしています．スケールを 0〜10 などの短い範囲にするのではなく，6〜20 までの範囲にすることで，運動強度の細かな差異をより正確に評価できるようになっています．また，国際的に使用されることを意図して設計されました．数値の選択は異なる言語や文化での使用を考慮し，直感的で使いやすい範囲に設定されています．

　Borg スケールは 6〜20 までの範囲で，12〜14 が中程度の運動強度を示します（**図1**）．13（ややつらい）が，嫌気性代謝閾値（AT）に相当することが多く，一般的に Borg スケールの 12 未満は HRR の 40％ 未満，12〜13 は 40〜59％，14〜17 は 60〜89％ に相当します．

　Borg スケールの設定として，超低強度（9 未満），低強度（9〜11），中強度（12〜13），高強度（14〜17）になります．

　あくまでも自覚的な設定なので，無症候性心筋虚血など症状の乏しい患者，認知症などコミュニケーションに問題のある患者は適応外になります．

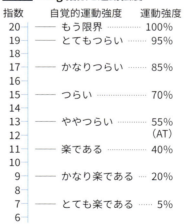

図1 Borg 指数と運動強度

自覚的運動強度（RPE）と運動強度（％）のいずれかを用います
（文献2を参考に作図）

心肺運動負荷試験（CPX）

　CPX による運動強度の設定が，精密かつゴールドスタンダードになります．

　運動強度の設定は，
- 超低強度：peak $\dot{V}O_2$ の 37％ 未満
- 低強度：peak $\dot{V}O_2$ の 37〜45％ または AT 未満
- 中強度：peak $\dot{V}O_2$ の 46〜63％ または AT 前後
- 高強度：peak $\dot{V}O_2$ の 64〜90％ または AT 以上

となります．

　CPX の利点と注意点を**表2**に示します．

B-2 │ 運動強度，時間，頻度

💡 **お役立ち豆知識**

Gunnar Borg 博士（1927-2020）

　Borgスケールを提唱したスウェーデンの生理学者・心理学者，Gunnar Borg博士は，自覚的運動強度（RPE）の評価に関する研究で広く知られており，Borgスケールはその成果として開発されました。このスケールは心リハだけではなく，運動生理学，スポーツ医学，フィットネスなどの分野で広く使用されています。

Borg スケールの覚え方

　Borg 13の覚え方については，「ボルグサーティーン」と3回声に出して唱えてみましょう。
　ボルグサーティーン！　ボルグサーティーン！　ボルグサーティーン！
　あの有名な漫画『ゴルゴ13（ゴルゴサーティーン）』と不思議と似てませんか？
　私はそうやって覚えました。

表2 CPX の利点と注意点

利点	高精度	客観的なデータに基づき，正確な運動強度の設定が可能
	個別化	患者の心肺機能に応じた個別化された運動プログラムを作成できる
	リスク管理	患者の安全性を確保しながら，効果的な運動処方が行える
注意点	設備と専門知識が必要	専門的な設備と訓練を受けた医療スタッフが必要
	費用	他の方法に比べて，費用が高い場合がある
	患者負担	他の方法に比べて，一部の患者にとっては，CPX自体が身体的負担になることがある

Talk test

　Talk testは，運動中に話すことがどれだけ容易かを基準にして，運動の強度を評価する方法です。具体的には，運動中に患者が簡単な会話を維持できるかどうかを確認します。これは，心拍数モニターや酸素消費量計などの特殊な機器を必要とせず，実施が簡便であるため，心リハの現場で広く利用されています。

　運動強度の設定は，

- 低強度運動：患者が運動中に楽に会話を続けられる場合，運動強度は低いと評価されます。低強度運動は，ウォームアップやクールダウン，または体力が低下している患者に適しています。
- 中強度運動：患者が運動中に多少の努力を要するが，まだ会話が可能な場合，中強度運動と見なされます。このレベルの運動は，心血管系の健康を維持・向上させるために推奨される強度です。
- 高強度運動：患者が運動中に話すのが困難である，または数語しか話せない場合，高強度運動と評価されます。心リハでは，一般的にこのレベルの運動は避けられますが，特定の目的や医療スタッフの指導のもとで行われることがあります。

となります。

　Talk testの利点と注意点を**表3**に示します。

表3	Talk test の利点と注意点	
利点	簡便さ	特殊な機器を必要とせず，どこでも実施可能
	即時性	運動中にすぐに評価ができるため，リアルタイムでの調整が可能
	安全性	患者の主観的な感覚に基づくため，無理のない範囲で運動を行える
注意点		Borgスケールと同じく，あくまでも自覚的な設定なので，無症候性心筋虚血など症状の乏しい患者，認知症などコミュニケーションに問題のある患者は適応外

運動時間

　運動時間は，1回の運動セッションの持続時間を指します。心リハでは，1回あたり最低10分を目標としますが，運動耐容能が高度に低下している患者では，運動療法を開始するにあたって10分未満の運動から始めて，1セッションごとに1～5分ずつ運動の持続時間を徐々に延ばすことが重要です。

　設定として，超低強度（1セッション10～20分），低強度（1セッション10～20分），中強度（1セッション30～60分），高強度（1セッション20～60分）になります。

導入の段階分け

　導入の初期には，運動時間を10～20分に設定します。特に運動耐容能の低下が著しい患者には，5分間の運動を複数回に分ける方法も有効です。

　中間段階として，運動耐容能が向上してきたら，運動時間を30～60分に延ばします。この段階では，有酸素運動（ウォーキングやサイクリングなど）を中心に行います。

　最終的には運動時間を20～60分に設定します。この段階では，持久力をさらに向上させるため，連続した運動を行うことが重要です。

運動頻度

概念

　有酸素運動の頻度は運動耐容能，運動強度，目標とする健康状態や身体機能に応じて決定されます。高強度の運動を実施する場合は週3回以上，中～高強度の運動を組み合わせる場合は3～5回，低～中強度の場合は5回以上とします。週1～2回でも，高い運動量を確保できれば健康状態や身体機能に効果があることが示されていますが，慣れない運動に週1～2回だけ取り組むことはケガのリスクを高めるので，推奨されていません。

強度設定

　心リハでは継続的な運動が重要なので，無理のない設定が必要です。

導入の段階分け

　導入の初期には，週5回以上の低強度の運動を目指します。この段階では，運動習慣を身につけることが目的です。

　中間段階として，運動耐容能が向上してきたら，週5回以上の中強度の運動を推奨します。強度を高め

B-2 | 運動強度，時間，頻度

ることで，心肺機能の向上が促進されます。

　最終的には，中強度から高強度の運動を組み合わせる場合は週3〜5回の運動が理想的であり，心肺機能の維持と向上に効果的です。

　ここまでの有酸素運動の強度・時間・頻度を**表4**に，また運動負荷試験を実施できない場合の運動強度の設定方法を**表5**に示します。

表4 有酸素運動の強度・時間・頻度

強度	強度				時間 （1回あたり）	頻度 （1週あたり）
	心拍数予備能 （HRR）	最大心拍数 （HR max）	% peak $\dot{V}O_2$ （AT基準）	Borg指数		
超低強度	＜30%	＜57%	＜37%	＜9	10〜20分	≧5日
低	30〜39%	57〜63%	37〜45% （AT未満）	9〜11	10〜20分	≧5日
中	40〜59%	64〜76%	46〜63% （AT前後）	12〜13	30〜60分	≧5日
高	60〜89%	77〜95%	64〜90%	14〜17	20〜60分	3〜5日

表5 CPXを実施できない場合の運動強度設定方法

	心拍数による処方	自覚的運動強度（RPE）	Talk test
方法	安静時心拍数＋30/min（β遮断薬投与患者では20/min）の強度	Borg指数12〜13，ただし心不全例では11〜13	快適に会話しながら行える強度
注意点	最大120/min以下を許容範囲とする	運動中頻回に問診が必要	
適応外	・変時性応答不全を認める患者 ・心房細動患者 ・ペースメーカ植込み患者	・無症候性心筋虚血など症状の乏しい患者 ・認知症などコミュニケーションに問題のある患者	

2 レジスタンストレーニング

運動強度（intensity）

概念

　運動強度は，薬で例えると用量に相当する部分です。用量が少ないと期待するほど薬効が得られませんし，用量が多いと有害作用が出現する可能性があり，その設定，さじ加減は重要です。有酸素運動の運動強度と同様，レジスタンストレーニングにおける強度も運動処方において大変重要な要素です。CPXとの関連は有酸素運動の運動処方ほどはありませんが，筋力評価という点ではCPXのプロトコルを決定する際に重要です。詳細については，別項（p.131）を参照してください。

設定方法

・％1RM法：1回最大挙上重量（1 repetition maximum；1RM）は，一定量の重錘で目的とする運動の全可動域で1回運動することが可能（2回はできない）な重量です。1RMを測定し，1RMの40〜60%で処

方します。
- 滴定法：適度な重錘からスタートし，徐々に漸増させる方法です。
- 推定％1RM法：ある強度を決めておいて，何回繰り返しできるかでおおよその負荷量（目安として，反復可能な回数が5回なら1RMの90％，8回なら80％，12回なら70％など）を知る方法です。
- Borg指数法：Borg指数を用いて強度を設定する方法です。

強度設定の注意点

　導入段階では，顕著な疲労なしに10〜15回繰り返しできる強度，Borgスケールで11〜13から開始することが推奨されています。また，レジスタンストレーニング導入時には，その目的を「運動の正しい方法や感触を覚えること」や「筋と筋の間のコーディネーションの改善」（例：膝屈曲位から伸展する際に，まず大腿直筋が働いた後，伸展が進むにつれて内側広筋や外側広筋が連動してタイミングよく収縮を始めることや，上腕二頭筋が収縮した際には上腕三頭筋がスムーズに弛緩するなど，ある筋肉と別の筋肉が協調しながら動くようになること）として，強度を30％1RMまたはBorgスケールを12未満に設定し，準備の段階を設けて，徐々に強度や回数を上げていくほうが，より安全でアドヒアランスも高いです。

運動時間

　大筋群を中心に8〜10種類の運動を1〜3セット，30〜45分間が推奨されています。レジスタンストレーニングの時間（time）は，運動の反復回数（repetition）と休息（rest），セット間の回復時間（recovery），そして，トレーニングの種類（type）によって構成されます。運動の反復回数については，1セット8〜12回，または10〜15回としているものが多いです。セット間に90秒間の回復時間をとることで，血圧の累積上昇が避けられます。

運動頻度

　頻度は中2日ほど間をおいて，1週間に2〜3回が理想的です。

3 まとめ

　CPXを実施する大きな理由の一つに運動処方があります。特に有酸素運動の運動処方では，効果面だけではなく，安全な運動プログラムを設定する際に重要です。CPXが適切に実施できること，CPXのデータを解析してデータを読み取ることで，正しい運動処方に一歩近づけるでしょう。

文献
1) 日本循環器学会/日本心臓リハビリテーション学会. 2021年改訂版 心血管疾患におけるリハビリテーションに関するガイドライン.（https://www.j-circ.or.jp/cms/wp-content/uploads/2021/03/JCS2021_Makita.pdf. 2024年8月時点）
2) Borg GA. Perceived exertion. Exerc Sport Sci Rev. 1974; 2: 131-53.

B. 運動処方

3 運動の種類と注意点

木田圭亮

ここがポイント

1. 運動プログラムは，各セッションで5〜10分間のウォームアップ，有酸素運動またはレジスタンストレーニングといった主運動（処方された時間），5〜10分間のクールダウンで構成する。
2. ウォームアップでは骨格筋のストレッチングと低強度の有酸素運動を行う。
3. 有酸素運動は，大筋群を使うリズミカルで動的かつ好気的エネルギー産生でまかなえる強度の運動を一定時間行う（ウォーキング，自転車エルゴメータなど）。
4. レジスタンストレーニングは動的な等張性収縮によるトレーニングを，呼吸を止めないようゆっくりと息を吐きながら行う。
5. 終了時には，運動強度や速度を落とした走行・歩行やストレッチングなどの整理体操でクールダウンを行い，徐々に安静時の血圧や心拍数に戻して運動後の低血圧やめまいの出現を予防する。

運動プログラムとしては，各運動セッションにつき5〜10分間のウォームアップ，処方された時間の主運動（有酸素運動またはレジスタンストレーニング），そして5〜10分間のクールダウンから構成されます（**図1**）。ウォームアップとクールダウンでは，ストレッチングと，主運動よりも低強度の有酸素運動を実施します。主運動として有酸素運動とレジスタンストレーニングは別日に実施することが一般的ですが，忍容性があれば同一日に行っても許容されます。ここでは，運動プログラムの構成内容から運動の種類と注意点についてまとめたいと思います。

図1 運動セッションの構成内容と心拍数の関係

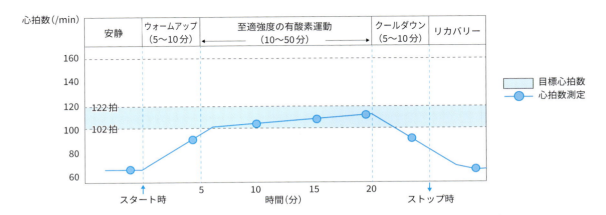

1 ウォームアップ

ウォームアップでは骨格筋のストレッチングと低強度の有酸素運動を行います。

ストレッチングは骨格筋や腱などの柔軟性を高め，整形外科的障害の予防を目的とします。ストレッチングについては，心肺運動負荷試験（CPX）前も同様にすべきです。

低強度の有酸素運動については，肺循環における換気血流マッチング，冠循環調節，動脈血管拡張（後負荷軽減），ならびに運動筋での酸素取り込み能の改善などが目的となります。

2 有酸素運動

有酸素運動は大きな筋群（大胸筋，広背筋，大腿四頭筋，腹直筋，大臀筋，脊柱起立筋）を使うリズミカルで動的かつ好気的エネルギー産生でまかなえる強度の運動を一定時間行うことが基本です。代表的な運動様式として，ウォーキング，自転車エルゴメータでの運動があります。ランニング，サイクリング，水泳，水中ウォーキングなどもATレベル以下であれば有酸素運動に該当します。エアロビクスや集団スポーツも有酸素運動として取り入れられることがありますが，競技性のない運動であることが前提になります。運動療法導入初期には，運動中の心電図や血圧のモニタリングが容易で，運動強度を調節しやすい固定式自転車エルゴメータやトレッドミルが用いられることが多いです。在宅運動療法など非監視下での強度順守には，運動時脈拍モニタリングが可能となるデバイスの使用が推奨されています。

3 高強度インターバルトレーニング

これまで，有酸素運動では低い強度から開始して徐々に強度を高め，一定強度に到達すればそれを持続する方法が用いられてきました（**図1**）。これに代わる方法として，高強度と中強度の運動を交互に繰り返す高強度インターバルトレーニング（high-intensity interval training；HIIT）の実行可能性や短期的な有効性を示すエビデンスが増加しています（**図2**）。HIITのプロトコルは多数報告されており，定まったものはありませんが，一般的なプロトコルの例を**表1**に示します。実際には初めからこのプロトコルに示されるような3〜4分間の高強度運動（最大心拍数の85〜95%）を持続することは難しい症例も多く，トレーニング開始時には高強度運動の強度を最大心拍数の70%から始めるなど，患者ごとに個別にプロトコルを設定することが望ましいです。

症状が安定しており，従来型の有酸素運動によるトレーニングを問題なくできる患者では，患者の希望，運動耐容能，基礎疾患の重症度，合併疾患などを考慮したうえで，HIITを処方することが推奨されています。しかし，HIITの長期効果は未確立であり，またわが国ではHIITの実臨床での経験も少ないので，今後さらなる研究が必要です。

130

図2 HIITの構成

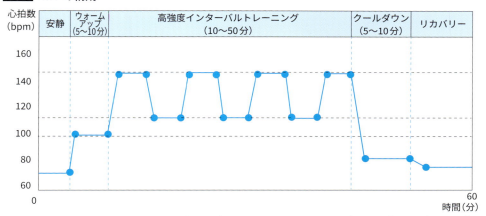

この図では，最大心拍数（160/min）の60％（96bpm）をウォームアップとし，70％（112/min）と90％（144bpm）でのインターバルトレーニングとしています

表1 HIITのプロトコル例と注意点

トレーニングの頻度	週3回
ウォームアップ	・強度：最大心拍数の60％，または最大負荷（仕事率）の20～30％ ・時間：5～10分 注意点：ウォームアップは低強度から開始し徐々に強度を高めるramp負荷または多段階負荷がよい
運動の強度	・高強度：最大心拍数の85～95％ ・中強度：最大心拍数の60～70％ 注意点：高強度，中強度ともに低いレベルで開始し忍容性を評価しつつ調整する
インターバル	・3～4分の高強度運動×4回 ・3～4分の中強度運動×3回 注意点：高強度運動の持続時間は2分程度から開始し，忍容性を評価しつつ調整する
クールダウン	・強度：最大心拍数の50％，または最大負荷（仕事率）の20％ ・時間：5分
持続時間	40～50分 注意点：患者の状態・施設の状況に応じて調整する
運動の種類	自転車エルゴメータ，トレッドミル

4 レジスタンストレーニング

方法

　レジスタンストレーニングは動的な筋収縮様式とし，関節運動を伴わない等尺性収縮（isometric contraction）は息こらえによるバルサルバ効果が生じやすいため推奨されません。また，運動中に呼吸を止めないよう，ゆっくりと息を吐きながら行います。機器を使用したレジスタンストレーニングは運動負荷の定量性と再現性に優れるため，多くの無作為化比較試験（randomized controlled trial；RCT）で採用されています。動的な筋収縮様式には一定の負荷量で行う等張性収縮（isotonic contraction）と一定の関節速度で行う等速性収縮（isokinetic contraction）があります。等速性収縮は特殊な機器を用いる必要があるため，臨床では機器，重錘，ゴムチューブなどを用いた等張性収縮によるトレーニングが採用されています。

スクワットやカーフレイズなどの自重トレーニングは肢位によって負荷が変化するため，方法の詳細な指導が重要となります。

レジスタンストレーニングは，大筋群をバランスよくトレーニングするように処方します。ウェイトマシンの使用が難しい高齢心疾患患者には，ゴムチューブを用いた運動を指導します。レジスタンストレーニングは，文字通り「抵抗運動」と訳され，あらゆる種類の抵抗を用いて行うトレーニングを意味しています。レジスタンストレーニングにはダンベルなどのウェイト以外にも，空気圧や油圧などを利用した抵抗を用いる方法やゴムチューブの弾性を利用する方法，自重を用いる方法などがあります。

近年，四肢の基部を専用の加圧ベルトで適度に加圧し血流制限を加えた状態で，短時間および低強度の負荷（1RMの20〜30％）で行うトレーニング法（加圧トレーニング），神経節電気刺激療法や加速度トレーニングが注目されていますが，心疾患患者での臨床研究はまだ少ないのが現状です。

注意点としては，開始前にレジスタンストレーニング絶対禁忌について確認が必要です（**表2**）。ポイントは，レジスタンストレーニングのバルサルバ効果による急な血圧上昇に注意が必要ということです。そのような病態を避けたい疾患は絶対禁忌となります。また，トレーニング実施前に医師に相談する必要がある相対禁忌もあるので，セットで理解しておきましょう（**表3**）。

併存疾患によるリスクとしては，特に糖尿病合併症を有する患者に注意すべきです。薬物治療中の糖尿病患者における低血糖発作，起立性低血圧，増殖性網膜症の網膜出血，糖尿病性自律神経障害を有する患者での運動中血圧低下・上昇，無症候性心筋虚血に伴う重症不整脈による突然死や急性冠症候群の発症などのリスクが高いので，運動療法開始前にこれらのリスク評価を慎重に行うことが重要になります。また，重篤な末梢神経障害を有する糖尿病患者では，運動療法による転倒だけではなく足病変悪化のリスクがあります。これらのリスク低減のためには，ときに荷重運動を控える必要があり，十分なフットケアが大切です。

レジスタンストレーニングの運動処方はこれらの禁忌を踏まえて，主に回復期心臓リハビリテーション（心リハ）で行われます。特に上肢の運動は正中切開術の10〜12週後から開始します。

第Ⅱ相（回復期）でのレジスタンストレーニングは，急性期のベッドサイドで行われるゴムチューブやボールなどを用いたリズミカルな低強度の抵抗運動や，ベッドサイドでのスクワットやカーフレイズなどとは分けて処方します。

回復期でのレジスタンストレーニングは，筋力・筋持久力向上の目的以外にも，除脂肪体重の増加，インスリン感受性の改善，転倒予防，自己効力感の改善，腰痛や肥満などの慢性疾患の予防・管理などを目的に処方されます。

表2 レジスタンストレーニング絶対禁忌について

①不安定狭心症
②代償されていない心不全
③コントロールされていない不整脈
④重篤な肺高血圧症（平均肺動脈圧＞55mmHg）
⑤重症で症状のある大動脈弁狭窄症
⑥急性心筋炎・心内膜炎・心外膜炎
⑦コントロールされていない高血圧（＞180/110mmHg）
⑧急性大動脈解離

表3 レジスタンストレーニング相対禁忌について

①冠動脈疾患の主要な危険因子
②糖尿病
③コントロールされていない高血圧症（＞160/100mmHg）

B-3 │ 運動の種類と注意点

> 💡 **お役立ち豆知識**
>
> ### バルサルバ効果・バルサルバ法とは？
>
> 　息をこらえることで胸腔内圧を上昇させ，心臓に還流する血液量を減らす効果です。胸郭内の圧力が高まると，静脈の血流が心臓に戻りにくくなります。これにより，一時的に心拍出量が減少し，血圧が下がります。血圧の低下を補うために，交感神経系が反応し，心拍数の増加と末梢血管の収縮が起こり，血圧が上昇します。この効果は，上室性頻拍の治療で用いる場合もありますが，便秘時に硬い便を出すために力む動作などで行われ，循環器疾患患者で便秘への介入が重要な一つの理由になります。
>
> 　なお，耳管とその開存性をテストするための手技について記述した17世紀のイタリア人医師で解剖学者のAntonio Maria Valsalva にちなんで名付けられました。

5 心不全のプログラムについて

ここでは，心リハの代表的な疾患として，心不全を時間軸別に紹介したいと思います。

急性期離床プログラム

　急性心不全に対しては血行動態が悪化しないことを確認しながら入院早期から離床プログラムを進めて，過度の安静による身体機能低下やデコンディショニングなどを予防します。具体的な離床プログラムの例として，日本心臓リハビリテーション学会が中心となり作成した「心不全の心臓リハビリテーション標準プログラム」に掲載されている急性期離床プログラムを**表4**に示します。カテコラミンから離脱できない重症例では，筋力維持を目的としたベッド上の低強度レジスタンストレーニングの導入について検討します。また，フレイルなど入院前のADLが低い症例は，点滴管理が終了した段階でリハ室に移行し，筋力トレーニングや日常生活動作（activities of daily living；ADL）自立のためのトレーニングを行います。

表4 急性心不全患者の急性期離床プログラム

ステージ	許容される安静度	リハビリテーション実施場所	目標座位時間*（1日総時間）	ステージアップ負荷試験
1	ベッド上安静	ベッド上	ヘッドアップ	端座位
2	端座位	ベッドサイド	1時間	歩行試験（自由速度）10m歩行
3	室内自由	ベッドサイド	2時間	歩行試験（自由速度）10m歩行
4	トイレ歩行	病棟	3時間	歩行試験（自由速度）80m歩行
5	トイレ歩行	病棟（リハビリテーション室）	3時間	歩行試験（自由速度）80m×2〜3回
6	棟内自由	病棟（リハビリテーション室）	3時間	6分間歩行試験

*：不必要に安静臥床にしないことが重要

（文献1を参考に作成）

前期回復期運動プログラム

　離床プログラムを進め，6分間歩行試験が可能となった後は，心不全症状の増悪がないことと運動療法の禁忌がないこと，心不全症状の増悪がないことを確認しながら，運動療法を開始します。具体的な運動

プログラムとしては，運動前後にウォームアップとクールダウンを設定し，低強度の有酸素運動とレジスタンストレーニングにより構成します。有酸素運動は屋内歩行5～10分間または自転車エルゴメータの仕事率0～20W×5～10分間程度の低強度から開始して，自覚症状や身体所見の経過に応じて運動回数と運動時間を徐々に増やしていきます。開始初期の運動強度としては，Borg指数11～13（自覚的運動強度「楽である」～「ややつらい」）を目安とします。また，レジスタンストレーニングにはゴムチューブ，足首や手首への重錘，ダンベル，フリーウェイトを用いて，Borg指数13以下を目安とした低強度を基本とし，1セット5～10回から始めて徐々に回数とセット数を増やしていくのがポイントです。

後期回復期に対する運動プログラム

表5に示す通り，基本的にはCPXによる運動処方に従ってプログラムを組みます。

慢性心不全に対する運動療法の妥当性の評価は，効果と安全性の両面から行うことが重要です（図3）。安

表5 慢性心不全患者に対する運動プログラム

構成
運動前のウォームアップと運動後のクールダウンを含み，有酸素運動とレジスタンス運動から構成される運動プログラム
有酸素運動
心肺運動負荷試験の結果に基づき有酸素運動の頻度，強度，持続時間，様式を処方し，実施する． ・様式：歩行，自転車エルゴメータ，トレッドミルなど ・頻度：週3～5回（重症例では週3回程度） ・強度：最高酸素摂取量の40～60％，心拍数予備能の30～50％，最大心拍数の50～70％，または嫌気性代謝閾値の心拍数 　→2～3カ月以上心不全の増悪がなく安定していて，上記の強度の運動療法を安全に実施できる低リスク患者においては，監視下で，より高強度の処方も考慮する（例：最高酸素摂取量の60～80％相当，または高強度インターバルトレーニングなど） ・持続時間：5～10分×1日2回程度から開始し，20～30分/日へ徐々に増加させる．心不全の増悪に注意する． 心肺運動負荷試験が実施できない場合 ・強度：Borg指数11～13，心拍数が安静座位時＋20～30/min程度でかつ運動時の心拍数が120/min以下 ・様式，頻度，持続時間は心肺運動負荷試験の結果に基づいて運動処方する場合と同じ
レジスタンストレーニング
・様式：ゴムバンド，足首や手首への重錘，ダンベル，フリーウェイト，ウェイトマシンなど ・頻度：2～3回/週 ・強度：低強度から中強度 　上肢運動は1RMの30～40％，下肢運動では50～60％，1セット10～15回反復できる負荷量で，Borg指数13以下 ・持続時間：10～15回を1～3セット
運動負荷量が過大であることを示唆する指標
・体液量貯留を疑う3日間（直ちに対応）および7日間（監視強化）で2kg以上の体重増加 ・運動強度の漸増にもかかわらず収縮期血圧が20mmHg以上低下し，末梢冷感などの末梢循環不良の症状や徴候を伴う ・同一運動強度での胸部自覚症状の増強 ・同一運動強度での10/min以上の心拍数上昇または2段階以上のBorg指数の上昇 ・経皮的動脈血酸素飽和度が90％未満へ低下，または安静時から5％以上の低下 ・心電図上，新たな不整脈の出現や1mm以上のST低下
注意事項
・原則として開始初期は監視型，安定期では監視型と非監視型（在宅運動療法）との併用とする． ・経過中は常に自覚症状，体重，血中BNPまたはNT-proBNPの変化に留意する． ・定期的に症候限界性運動負荷試験などを実施して運動耐容能を評価し，運動処方を見直す． ・運動に影響する併存疾患（整形疾患，末梢動脈疾患，脳血管・神経疾患，肺疾患，腎疾患，精神疾患など）の新規出現の有無，治療内容の変更の有無を確認する．

RM（repetition maximum）：最大反復回数
（Izawa H, et al. 2019より作表）
（日本循環器学会/日本心臓リハビリテーション学会．2021年改訂版 心血管疾患におけるリハビリテーションに関するガイドライン．
https://www.j-circ.or.jp/cms/wp-content/uploads/2021/03/JCS2021_Makita.pdf．2024年8月閲覧）

全性の観点では，運動中と前後の血行動態指標や症状，日々の心不全徴候のモニタリング，定期的なBNP（NT-proBNP）測定などにより，外来運動療法を実施するうえで負荷量が過大となる指標を参考にします（**表5**）。

運動療法の効果判定として，CPXによる最高酸素摂取量などの運動耐容能の評価をします。

静注強心薬投与中プログラム

心リハ達成目標の一つは入院前のADLの回復であるため，あらかじめその程度を確認しておくことは大変重要です。患者のリスクに応じて，医師の直接監視下か，同一病棟で医師と常時連絡がとれる状態，かつ緊急事態に直ちに対応できる態勢で実施します。

心リハは病状に合わせて，離床訓練（座位での膝関節伸展運動や踵上げ），低強度レジスタンストレーニング（立位での踵上げやハーフスクワット，立位訓練），有酸素運動（病棟内の短距離歩行，自転車エルゴメータ）へと，慎重かつ段階的に進行させます。1つの運動がBorg指数13以下で安定して実施可能となれば，次の段階に進むか，時間・強度・距離などを漸増します（**表6**）。リハ実施中は，患者の自覚症状やバイタルサインの変化に十分注意し，場合により病棟看護師とも連携して，心電図モニターを厳重に監視します。

静注強心薬投与中の心不全患者は，安定期にあっても通常より心不全悪化や不整脈のリスクが高いと考えられます。したがって，運動が過負荷とならないよう，中止する基準をあらかじめ設定しておき，Borg指数14以上の息切れや疲労感など，中止基準に該当した場合にいったん中止することが重要になります。すべての心不全患者に対して同一の中止基準を適用することは困難ですが，基本的な中止基準（**表7**）に，病状に応じた修正を加えることで，安全な運動プログラムを実施することが可能になります。

静注強心薬投与中の運動プログラムは，点滴ラ

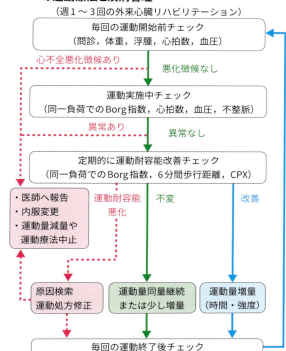

図3 外来心臓リハビリテーションにおける心不全の運動療法と疾病管理

（文献2を参考に作成）

表6 静注強心薬投与中の心不全患者に対する段階的リハビリテーションプログラム（国立循環器病研究センターの例）

場所	運動内容	回数，時間，距離，強度
ベッド上	受動座位 臥位での下肢屈曲伸展運動 端座位 座位での踵上げ 座位での膝関節伸展運動	5〜10分 5〜10回×3セット 5〜10分 5〜10回×3セット 5〜10回×3セット
病室内	立位保持 立位での踵上げ 立ち上がり運動 足踏み運動	10秒〜1分 5〜10回×3セット 5〜10回×3セット 10秒〜1分
病棟内	立位での踵上げ ハーフスクワット 歩行	5〜10回×3セット 5〜10回×3セット 10〜200m
心臓リハビリテーション室	自転車エルゴメータ 各種低強度レジスタンストレーニング	10〜20W×5〜20分

（日本循環器学会/日本心臓リハビリテーション学会．2021年改訂版 心血管疾患におけるリハビリテーションに関するガイドライン．https://www.j-circ.or.jp/cms/wp-content/uploads/2021/03/JCS2021_Makita.pdf．2024年8月閲覧）

イントラブルによる静注薬投与停止や出血，点滴台の転倒などのリスクを伴うため，安全性に万全を期すことが重要です。運動開始前と終了後には，刺入部とラインの状態，薬剤の濃度と流量，輸液・シリンジポンプのバッテリー残量状況を確認します。アラームが生じた際は直ちに運動を中止し，アラーム内容を確認します。ライン閉塞の場合に閉塞を解除する際は，強心薬がフラッシュされるのを防止するため，接続部をいったん外して圧解除してから再開し，バイタルサインや自覚症状に変化がないかなど確認します。点滴台の転倒のリスクを減らすため，病棟内歩行は短い距離にとどめ，低強度レジスタンストレーニングや自転車エルゴメータを中心に実施するのが望ましいです。

表7 静注強心薬投与中の心不全患者に対するリハビリテーション動作の中止基準（国立循環器病研究センターの例）

1) 自覚症状：息切れ・疲労感（Borg指数14以上），意識障害，めまい，ふらつき，冷汗など
2) 心拍数（洞調律の場合）：50/min未満または130/min以上，または安静時より30/min以上の増加
3) 収縮期血圧：70mmHg未満，または安静時より20mmHg以上の低下
4) 新たな不整脈の出現
5) 経皮的動脈血酸素飽和度（SpO_2）：90％未満
6) 点滴ライントラブルの発生

（日本循環器学会/日本心臓リハビリテーション学会．2021年改訂版 心血管疾患におけるリハビリテーションに関するガイドライン．https://www.j-circ.or.jp/cms/wp-content/uploads/2021/03/JCS2021_Makita.pdf．2024年8月閲覧）

6 クールダウン

運動終了時には，運動強度や速度を落とした走行・歩行やストレッチングなどの整理体操でクールダウンを行い，徐々に安静時の血圧や心拍数に戻すことにより，運動後の低血圧やめまいの出現を予防します。循環器疾患患者の運動療法中の合併症の72％がウォームアップやクールダウン中に起きていることが報告されているため，運動療法中の事故防止については，運動中だけではなく運動終了後においても十分な注意喚起が必要です。

クールダウンの生理学的意義は，運動中に活性化した交感神経緊張を緩徐に低下させ，急激な副交感神経の活性化を予防することです。具体的には2～3分の低強度運動により心拍数を徐々に低下させると同時に，急激な静脈還流の減少を防ぐことにより，運動後の徐脈や血圧低下を予防します。

7 まとめ

今回は運動処方のまとめ的な項目になりました。運動負荷試験をする意味，結果の解釈，運動負荷試験のすべてが運動処方には大事になります。効果的かつ安全な運動プログラムの作成にお役に立てると嬉しいです。

文献

1) Izawa H, Yoshida T, Ikegame T, et al.; Japanese Association of Cardiac Rehabilitation Standard Cardiac Rehabilitation Program Planning Committee. Standard Cardiac Rehabilitation Program for Heart Failure. Circ J. 2019; 83(12): 2394-8.
2) 後藤葉一．慢性心不全の疾病管理プログラムとしての外来心臓リハビリテーションをどう構築し運営するか？HeartView 2014; 18: 520-7.

索引

あ

アシドーシス··· 3
アデノシン三リン酸····································· 2, 28
安静·· 30
　　　──時心拍数····································· 123
安定冠動脈疾患······································· 41

い

一回換気量································· 5, 92
一回拍出量·· 5
インフォームドコンセント················· 16

う

ウォームアップ························· 31, 130
運動種目····································· 2
運動処方·· 2
　　　──の原則····························· 2, 99
運動耐容能··················· 23, 27, 42, 108
運動中止基準····························· 120
運動頻度························· 2, 126, 128
運動負荷検査室··························· 50
運動負荷試験······························· 14
　　　──の禁忌····························· 43
運動負荷心エコー····················· 81
　　　──の中止基準····················· 86
運動負荷心電図··························· 23
運動負荷用心電計··························· 36
運動量··· 99
運動療法実施中の中止基準········· 18
運動療法の絶対的禁忌············· 119
運動療法の相対的禁忌············· 119

え・お

エルゴメータ·························· 29, 36
　　　──負荷····························· 82
オフセット校正······························ 58

か

加圧トレーニング······················ 132
回復期··· 31
拡張早期左室流入血流速度（E）······ 84
拡張早期僧帽弁輪部ドプラ速度（e'）····· 84
下肢末梢動脈疾患······················ 42
ガス交換比··············· 25, 29, 100, 107
ガス分析計···································· 51
　　　──の校正····························· 56
ガスメータ····································· 51
カルボーネン法··························· 123
換気血流不均衡··························· 101

換気効率 101

換気効率····································· 101
換気量························· 92, 101
間歇性跛行····································· 42
間質性肺炎····································· 97
患者教育··· 99
冠動脈疾患····································· 118
感度校正··· 58

き・く

休息··· 128
強度··················· 2, 99, 121, 127
緊急時対応····································· 50
クールダウン··························· 31, 79

け

嫌気性代謝····································· 2
　　　──閾値····························· 2, 26
検査プロトコル····························· 75

こ

高強度インターバルトレーニング······ 130
校正··· 53
　　　──ガス····························· 55
　　　──器······························· 57
　　　──用シリンジ····················· 57
　　　ガス分析器の──················· 56
　　　感度──····························· 58
　　　流量計の──····················· 57
呼気ガス分析··························· 26
　　　──器······················· 37, 39, 49
呼気吸気流量····························· 51
呼吸回数··· 5
呼吸商··· 100
呼吸代償開始点··············· 101, 104
呼吸フロー····································· 37
呼吸予備能····································· 106
ゴール設定····································· 99

さ

最高ガス交換比····························· 75
最高酸素摂取量····················· 7, 95
最大吸気量····························· 9, 106
最大酸素摂取量····························· 95
最大心拍数····································· 122
最大努力換気量····················· 9, 106
左室収縮能····································· 7
三尖弁逆流速度····························· 84
酸素借··· 28
酸素消費量··················· 25, 28, 93

索引

酸素摂取量·················· 25, 28, 94
酸素分圧·······················109
酸素分析計······················ 52
酸素脈·························· 93
サンプル回路···················· 54

し

自覚的運動強度················ 24, 124
時間··············· 2, 99, 126, 128
自転車エルゴメータ················ 45
　　──の姿勢···················· 71
自動血圧計······················ 38
心不全·························· 97
周期性呼吸変動···················· 92
修正 Borg スケール················ 24
種類··························· 99
症候限界······················· 23
心筋虚血······················· 97
心係数·······················110
人工肺························· 64
心事故·························· 4
心臓リハビリテーション指導士········ 13
心肺運動負荷試験·········· 2, 47, 49, 124
　　──の診療報酬················ 34
　　──の目的·················· 2, 23
心拍出量························· 5
心拍数······················ 93, 122
　　　　──予備能···············123
心不全······················ 42, 118

す・せ・そ

推定％1RM法·····················128
精度チェック····················· 58
赤外線吸収式····················· 52
絶対的中止基準···················120
セット間の回復時間················128
漸増/改訂······················ 99
漸増負荷······················· 31
相対的中止基準···················120

た

第一換気閾値····················· 92
大血管疾患······················118
第二換気閾値····················· 92
ダグラスバッグ··················· 39
多段階負荷······················ 82
ダブルプロダクト·················· 24

て

定常負荷······················· 31
滴定法·························128

と

等尺性収縮······················131
動静脈酸素含有量格差··············· 94
等速性収縮······················131
等張性収縮······················131
トランスデューサ·················· 51
トレッドミル··············· 29, 37, 45
トレーニングの原則···············115
トレーニングの種類···············128

に・ね

二酸化炭素産生量·················· 25
二酸化炭素排出量·········· 25, 51, 96, 101
二酸化炭素分圧···················109
二酸化炭素分析計·················· 52
乳酸·························· 30
熱線流量計······················ 51

は

肺活量·························106
肺気腫·························· 97
肺血管疾患······················ 97
パラマグネティック分析計··········· 52
バルサルバ効果···················133
バルサルバ法····················133
反復回数························128

ひ

肥大型心筋症····················· 43
肥満·························· 97
貧血·························· 97
頻度·························· 99

ふ

負荷イメージング················ 41, 47
負荷心筋シンチグラフィ············· 47
不整脈························· 43
ブレス・バイ・ブレス法············ 39
フローセンサー··················· 51
分時換気量······················· 5

へ・ほ

閉塞性換気障害··················· 97
変時性応答不全···················122
弁膜症······················ 41, 118

139

ペースメーカ	97
ボルグスケール	24

ま

マスク	72
マスター法	46
末梢動脈疾患	97, 118

み・む・め

ミキシングチャンバー法	39
無酸素運動	2
メッツ	29

も

目標心拍数	123
モニタリング	17

ゆ・よ

有酸素運動	121, 130
予後予測	99

り

リスク管理	31
リスクの層別化	115
流量計	51
——の校正	57

れ・ろ・わ

レジスタンストレーニング	127, 131
——絶対禁忌	132
——相対禁忌	132
レベリングオフ	25
労作時の息切れ	42
ワット（W）	36

A

a-v O_2 difference	94
adenosine triphosphate（ATP）	2, 28
anaerobic threshold（AT）	2, 26
ankle-brachial index（ABI）	42

B

Borgスケール	24, 124
Borg指数	124
——法	128
breath by breath method	39
breathing reserve（BR）	106
Bruceプロトコル	45

C

cardiac events	4
cardiac index（CI）	110
cardiac output（CO）	5
cardiopulmonary exercise test（CPX）	2, 47, 49, 124
chronotropic incompetence（CI）	97, 122
CO_2濃度	37
CPETecho	86

D

delay time	53
double product（D.P.）	24

E

E/e'	84
end-tidal CO_2	109
end-tidal O_2	109
$ETCO_2$	109
ETO_2	109
exercise capacity	27
exercise tolerance	27

F

Fickの原理	29
FITT	2
FITT-VP	99
frequency	2, 99

H

heart failure with preserved ejection fraction（HFpEF）	5
heart failure with reduced ejection fraction（HFrEF）	7
heart rate reserve（HRR）	123
heart rate（HR）	5, 93, 122
——rest	123
high-intensity interval training（HIIT）	130

I

inspiratory capacity（IC）	9, 106
intensity	2, 99, 121, 127
isokinetic contraction	131
isometric contraction	131
isotonic contraction	131

K・L

Karvonen method	123
left ventricular ejection fraction（LVEF）	7
leveling-off	25

M

Mason-Liker 変法 ······················· 68
maximal heart rate (HRmax) ···············122
maximum voluntary ventilation (MVV) ········ 9, 106
metabolic calibrator ···················· 64
metabolic equivalents (METs) ············· 29
minute ventilation ($\dot{V}E$) ·····················5
mixing chamber method ················· 39
modified Borg scale ···················· 24
modified Bruce プロトコル ··············· 45

O

O_2 deficit ························· 28
O_2 pulse ························· 93
O_2 濃度 ························· 37
oxygen uptake ···················· 94

P

peak R ························· 75
peak $\dot{V}O_2$ ····················· 7, 28, 95
PETCO$_2$ ·························109
PETO$_2$ ·························109
progression/revision ················· 99

Q

$\dot{Q}CO_2$ ························· 25
$\dot{Q}O_2$ ························· 25, 28

R

R ·····························100, 107
Ramp 負荷 ···························3
rating of perceived exertion (RPE) ········· 24, 124
 ——スケール ···············124
ratio (R) ························· 29
RCP ·····························104
recovery·························128
repetition ························128
respiratory exchange ratio (RER) ·········29, 100, 107
respiratory rate (RR) ·····················5
rest ·····························128

S・T

stroke volume (SV) ·······················5
Talk test ·························125
target heart rate (THR) ···············123
tidal volume (TV) ·····················5
time ·························2, 99, 128
TV/$\dot{V}E$ ·························105
type ·························2, 99, 128

V・W

V-slope ·························102
vital capacity (VC) ···················106
volume ························· 99
volume of oxygen ··················· 94
$\dot{V}CO_2$ ···············25, 51, 94, 96, 98, 101
$\dot{V}CO_2$/$\dot{V}O_2$ ······················· 29
$\dot{V}E$ ·························92, 101
$\dot{V}E$ vs. $\dot{V}CO_2$ slope ·······················101
$\dot{V}E$/$\dot{V}CO_2$ ·························104
$\dot{V}E$/$\dot{V}O_2$ ·························104
$\dot{V}O_2$ ···············25, 28, 51, 93, 94, 96
 ——max·························· 95
$\dot{V}O_2$/HR ························· 93
Wasserman の歯車 ··················· 27

数字

1 repetition maximum (1 RM) ···············127
1 回最大挙上重量 ·························127
6 分間歩行試験 ··················· 47

記号・その他

% $\dot{V}O_2$ ························· 95
% 1 RM 法 ·························127
β 遮断薬 ························· 97
Δ$\dot{V}O_2$ ························· 96
ΔWR ························· 96
τ off ························· 32
τ on ························· 26

世界一わかりやすい心肺運動負荷試験

2024 年 10 月 10 日　第 1 版第 1 刷発行
2025 年　7 月 20 日　　　　第 2 刷発行

- ■ **編　集**　　木田　圭亮　きだ　けいすけ

- ■ **発行者**　　吉田富生

- ■ **発行所**　　株式会社メジカルビュー社
　　　　　　　　〒162-0845 東京都新宿区市谷本村町2-30
　　　　　　　　電話　03（5228）2050（代表）
　　　　　　　　ホームページ　https://www.medicalview.co.jp

　　　　　　　　営業部　FAX　03（5228）2059
　　　　　　　　　　　　E-mail　eigyo@medicalview.co.jp

　　　　　　　　編集部　FAX　03（5228）2062
　　　　　　　　　　　　E-mail　ed@medicalview.co.jp

- ■ **印刷所**　　シナノ印刷株式会社

ISBN 978-4-7583-2216-4 C3047

©MEDICAL VIEW, 2024. Printed in Japan

・本書に掲載された著作物の複写・複製・転載・翻訳・データベースへの取り込みおよび送
信（送信可能化権を含む）・上映・譲渡に関する許諾権は，（株）メジカルビュー社が保有し
ています．

・ JCOPY 〈出版者著作権管理機構　委託出版物〉
本書の無断複製は著作権法上での例外を除き禁じられています．複製される場合は，
そのつど事前に，出版者著作権管理機構（電話 03-5244-5088，FAX 03-5244-5089，
e-mail：info@jcopy.or.jp）の許諾を得てください．

・本書をコピー，スキャン，デジタルデータ化するなどの複製を無許諾で行う行為は，著作
権法上での限られた例外（「私的使用のための複製」など）を除き禁じられています．大学，
病院，企業などにおいて，研究活動，診察を含み業務上使用する目的で上記の行為を行う
ことは私的使用には該当せず違法です．また私的使用のためであっても，代行業者等の第
三者に依頼して上記の行為を行うことは違法となります．